漢字の書き取りで元気な脳を取り戻そう!

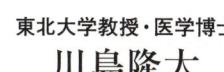

東北大学教授・医学博士
川島隆太

東北大学医学部卒業後、同大学院医学研究科修了。スウェーデン王国カロリンスカ研究所客員研究員、東北大学加齢医学研究所助手、同専任講師を経て、現在、同大学未来科学技術共同研究センター教授。

小学6年の漢字が書けない大人は5割!

脳の機能は加齢とともに低下しますが、最近では「若ボケ」と言われるように、若い世代の脳機能低下が危ぶまれるようになりました。

たとえ若くても、脳をしっかり使わなければ脳の働きは鈍ってしまうのです。

それは漢字の書き取り能力にも表われています。私が20代〜50代の健康な大人を対象に漢字の書き取り調査をしたところ、小学4年で習う漢字まではだいたいの大人が書けますが、小学5年になると7〜8割、小学6年では5割の大人しか書けませんでした。

小学校で習ったはずですから、書けないということは「わからない」ということではありません。

それは、すでに覚えた記憶を引っぱり出せない、つまり「思い出せない」ということなのです(記憶については、毎日のコラム「川島教授のお茶の間レッスン」で詳しく説明しています)。

IT社会が脳を怠けさせている

現代社会ではIT化が進み、書類や手紙をパソコンやeメールで打つことが多くなりました。これはたしかに効率がよく、便利なのですが、脳にとってはよい環境とは言えません。パソコンでは簡単に漢字変換できますから、漢字が書けなくても文章がつくれます。便利な分だけ、脳は怠けてしまうのです。

実際、手紙を手書きで書いている時と、パソコンや携帯電話メールで書いている時とでは、脳の前頭前野の働き方がまったく違います（カバー見返しの図参照）。図を見ると、手書きのほうは赤い部分が多く、前頭前野がとても活発に働いていることがわかります。相手のことを思い浮かべながら手で書く作業は、前頭前野の多くの部分を働かせます。パソコンを使っている時は、意外にも前頭前野はあまり働いていません。同じように、一生懸命考えごとをしている時に、前頭前野はたいして働いていないこともわかっています。

脳の中でも重要な働きをしている「前頭前野」

前頭葉
運動、言語、人間らしさを司る

頭頂葉
空間認識、左右認識を司る

前頭前野
（前頭葉の一部です）

側頭葉
記憶、聴覚、臭覚を司る

後頭葉
視覚を司る

前頭前野の働き
①記憶する
②考える
③行動や感情を抑制する
④他者とコミュニケーションをとる

漢字の書き取りで元気な脳を取り戻そう！

漢字の書き取りが脳を活性化させる理由

図にあるように、額のすぐ後ろ、脳の前方にある左右の部分を「前頭前野」と言います。

人間の左右の大脳は、前頭葉・頭頂葉・側頭葉・後頭葉の4つの部分に分かれていて、前頭葉の大部分を占める前頭前野は、創造・記憶・コミュニケーション・自制力などをコントロールしています。ここは人間だけに発達が見られる部分で、「脳の中の脳」と呼ばれる重要な場所です。

この前頭前野を常に刺激し、活性化させれば、脳は健康を保つことができます。運動をすれば筋肉を鍛えられるように、脳も活発に働かせることで鍛えられるのです。

私の研究では、高齢のアルツハイマー型認知症患者が音読や計算などのトレーニングを毎日すると、数ヵ月後には症状が改善することがわかりました。

漢字の書き取りも、計算や音読と同じような効果があります。読むだけ見るだけではなく書いたほうが活発に脳が働き、覚えやすくなります。書くことをくり返すと、脳の多くの部分を一度に使う習慣がつき、記憶を引っぱり出す回路が鍛えられて、記憶を取り戻す力そのものもアップします。

漢字は、日本で基本的な社会生活を送るうえで必須のものです。ここでいかに脳が衰えているかを自覚し、生活を見直す必要があります。

毎日、積極的に脳を使う習慣をつけることによって、脳の機能の低下を防ぐことができるのです。

近頃、物忘れが多くなった、言いたい言葉がなかなか出てこない、顔はわかるが名前が思い出せないなど、思い当たることはありませんか？　脳を鍛えることによって、こういった症状が改善されていきます。

また、お子さんや若い方も、脳を鍛えることによって創造力や記憶力を高め、我慢強くなるという効果が期待できます。

せめて小学4年の漢字までは満点をめざそう

大人でも小学生の漢字がきちんと書けない人が多いという調査結果があるように、「私は大丈夫」と思っていても、日常で手書きの習慣がなくなってきた現在では、いざ書こうとすると書けないことがあります。申込書など書類を書く時や、お子さんにあげる時に、小学生程度の漢字が書けないというのは、大人として親としてちょっと情けないですね。

『脳力』を鍛える大人の漢字トレーニング」では、小学校で習うすべての漢字1006字が練習できます。小学1年から始まり6年まで終えると43日分のトレーニングになります。練習問題を行い、次に漢字の書き取りをしましょう。書き取りは雑にならない程度に、少し早めに書くほうが脳の働きが活発になります。学年ごとに「漢字おさらいテスト」もありますので、どの学年まで満点を取れるか、お子さんやお孫さんと競争しながら試してみるのもいいでしょう。

脳を鍛えるトレーニングは継続して行うことが大切です。少なくとも小学4年の漢字までは100点満点になるよう、この漢字トレーニングで忘れてしまった漢字を思い出し、脳をイキイキと元気にしてあげてください。

あなたの脳機能がわかる! 脳年齢チェックテスト①

漢字トレーニングを始める前に、脳年齢をチェックしてみましょう。
各問題の制限時間をきちんと守ってくださいね。

→ 解答は111ページ

Q1
下の絵を2分間よく見て覚えましょう。2分たったら本を閉じ、思い出しながら同じ絵をできるだけ正確に描いてください。絵を描く時間に制限はありません。
（10点×5要素＝50点満点）

得点　　　点

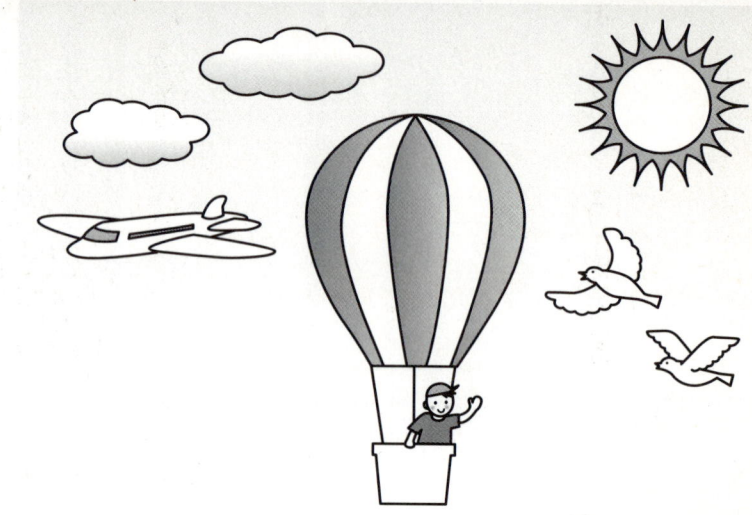

Q3
裏返っている文字は、いくつありますか？　　（制限時間30秒　25点）

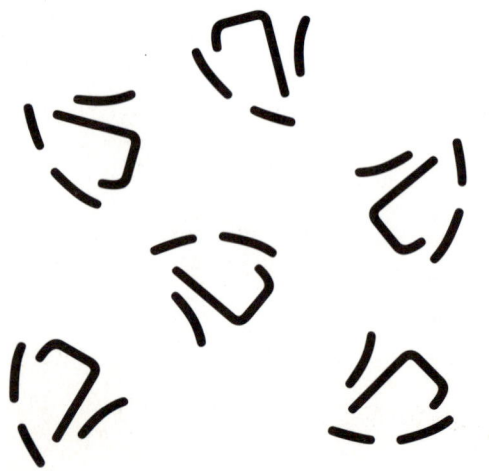

所要時間　分　秒　　得点　点　　答え

Q2
右上の絵と同じものはいくつありますか？　　（制限時間30秒　25点）

 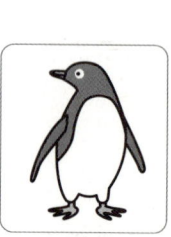
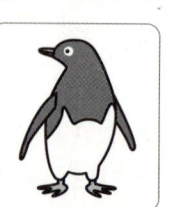 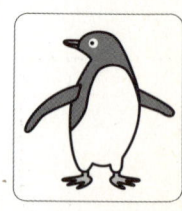

所要時間　分　秒　　得点　点　　答え

トレーニング・スタート！1日2ページがんばろう!!

「脳力」を鍛える大人の漢字トレーニング

1日目

1年生で習う **漢字①**

月 日

合計得点 点

Q1

□にあてはまる漢字を書きましょう。
（目標時間3分　5点×10問＝50点満点）

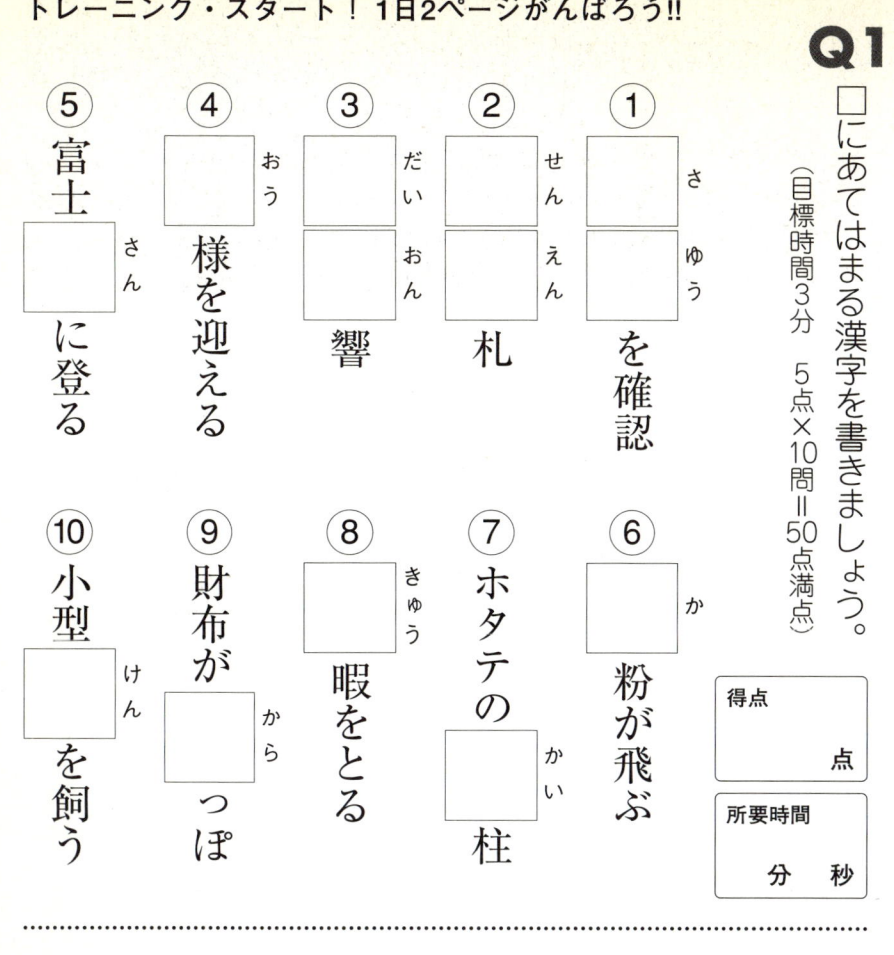

① さゆう　を確認
② せんえん　札
③ だいおん　響
④ おう　様を迎える
⑤ 富士　さん　に登る
⑥ か　粉が飛ぶ
⑦ ホタテの　かい　柱
⑧ きゅう　暇をとる
⑨ 財布が　から　っぽ
⑩ 小型　けん　を飼う

得点　点
所要時間　分　秒

Q2　ミクロ　その1

2×2の小さいクロスワードです。答えは漢字で入ります。
（目標時間4分　25点×2問＝50点満点）

①
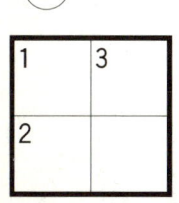

ヨコの1　明治、――、昭和、平成
ヨコの2　中秋の――
タテの1　――行列　外様――
タテの3　旧――　寝――　――気分

②
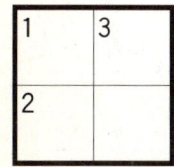

ヨコの1　お汁粉などに入っているお団子
ヨコの2　おかねのちょっと古い言い方。カネコさん？
タテの1　カイロなどにも使われる金属元素。プラチナ
タテの3　卵とも書きます

得点　点
所要時間　分　秒

← 解答は104ページ

川島教授のお茶の間レッスン
漢字の書き取りはスピーディに

文字のバランスや、細かい部分に気をつけながら、漢字の意味をイメージして書きましょう。前頭前野がよく働くようになります。

点やはらいに気をつけて、なるべく早くていねいに書きましょう。

3画 音サン 訓やま	3画 音シ・ス 訓こ	3画 音セン 訓ち	3画 音ダイ・タイ 訓おお(きい)	4画 音エン 訓まる(い)
山	子	千	大	円
山	子	千	大	円

4画 音オウ 訓―	4画 音ゲツ・ガツ 訓つき	4画 音ケン 訓いぬ	5画 音ウ・ユウ 訓みぎ	5画 音ギョク 訓たま
王	月	犬	右	玉
王	月	犬	右	玉

5画 音サ 訓ひだり	5画 音セイ・ショウ 訓ただ(しい)・まさ	5画 音ハク 訓しろ	6画 音キュウ 訓やす(む)	6画 音メイ・ミョウ 訓な
左	正	白	休	名
左	正	白	休	名

7画 音カ 訓はな	7画 音― 訓かい	8画 音キン・コン 訓かね	8画 音クウ 訓そら・あ(く)	9画 音オン 訓おと・ね
花	貝	金	空	音
花	貝	金	空	音

なるほど！漢字メモ

漢字はその昔、中国から日本へ渡ってきました。そもそもは中国の漢民族が話す「漢語」を文字にしたのが「漢字」です。
その後、漢字をくずしたひらがなやカタカナが日本で生まれました。日本で新しく作られた漢字もあります。イワシは中国にはいない魚でしたので、「鰯」という漢字は日本生まれです。現在の中国では字体を簡略化した漢字を用いていますが、日本の漢字とよく似ています。中国へ旅行して、会話では無理でも筆談なら通じるのは、漢字のお陰ですね。

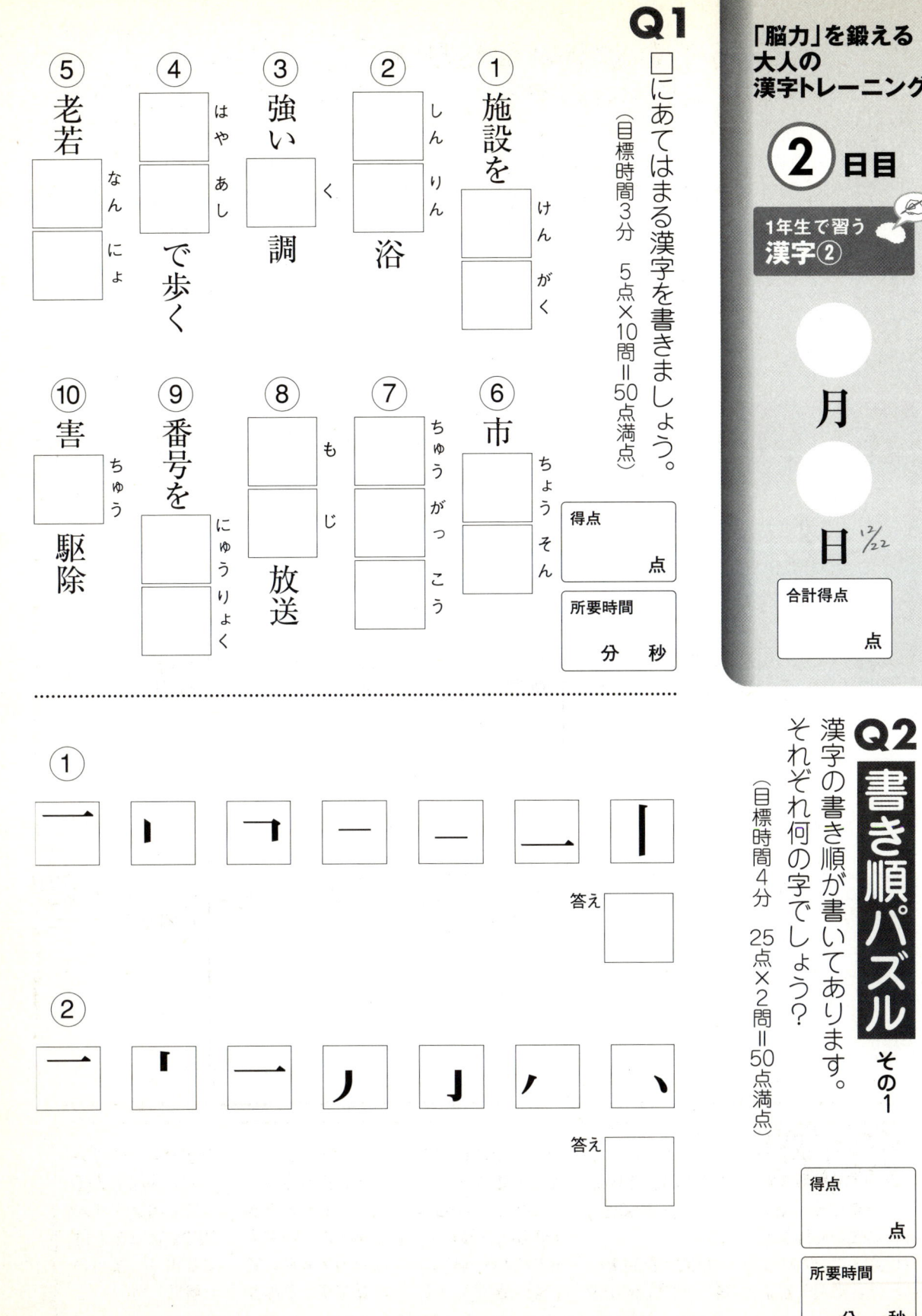

川島教授のお茶の間レッスン
文字によって脳の働きが違う

音を表す表音文字のカタカナ、ひらがなと、文字そのものが意味をもつ表意文字の漢字とでは、書く時に働く脳の領域が違います。

点やはらいに気をつけて、なるべく早くていねいに書きましょう。

2画 音ニュウ 訓い(る)・はい(る) 入	2画 音リョク・リキ 訓ちから 力	3画 音コウ・ク 訓くち 口	3画 音ジョ 訓おんな 女	4画 音チュウ 訓なか 中
入	力	口	女	中
4画 音ブン・モン 訓ふみ 文	6画 音ジ 訓あざ 字	6画 音ソウ 訓はや(い) 早	6画 音チュウ 訓むし 虫	7画 音ケン 訓み(る) 見
文	字	早	虫	見
7画 音シャ 訓くるま 車	7画 音セキ 訓あか 赤	7画 音ソク 訓あし・た(す) 足	7画 音ソン 訓むら 村	7画 音ダン・ナン 訓おとこ 男
車	赤	足	村	男
7画 音チョウ 訓まち 町	8画 音ガク 訓まな(ぶ) 学	8画 音リン 訓はやし 林	10画 音コウ 訓— 校	12画 音シン 訓もり 森
町	学	林	校	森

なるほど！ 漢字メモ

漢字には音読みと訓読みがあります。

音読みは、中国での読み方にもとづいた読み方です。たとえば中国で「シャン」などと発音する「山」は、日本人が「サン」と聞き取って、そう読むようになりました。

訓読みは、中国から来た漢字に日本の読み方をあてはめたものです。天地を「あめつち」と読むのは訓読みです。

音読みで意味がわからなくても、訓読みにするとわかるのは、訓読みが日本の言葉での読み方だからです。

「脳力」を鍛える大人の漢字トレーニング

3日目
1年生で習う漢字③

月 日

合計得点 点

Q1
□にあてはまる漢字を書きましょう。
（目標時間3分　5点×10問＝50点満点）

① ひげを□やす
② □標は100点　もく
③ □の果て　ち
④ 握□をする　しゅ
⑤ □を読む　ほん
⑥ 車が□発する　しゅつ
⑦ 登□□　げこう
⑧ □決行　う てん
⑨ お風呂の湯□　げ
⑩ □信号　あお

得点 点
所要時間 分 秒

Q2 あれこれ変換

下の表にある漢字だけ使って、左側に書かれた読みの熟語を作りましょう。ただし、どの漢字も1回ずつしか使えません。
（目標時間5分　5点×10問＝50点満点）

① うすい………□
② たちき………□
③ じもく………□
④ てんぴ………□
⑤ しょうせい……□
⑥ ひとで………□
⑦ せいねん……□
⑧ へた…………□
⑨ せんじつ……□
⑩ ほんき………□

使う漢字

| 雨 | 火 | 下 | 気 | 耳 | 手 | 出 | 小 | 人 | 水 |
| 生 | 青 | 先 | 天 | 日 | 年 | 本 | 木 | 目 | 立 |

得点 点
所要時間 分 秒

←解答は104ページ

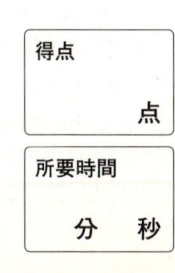

川島教授のお茶の間レッスン
なぜ小学生の漢字なの？

今回のトレーニングは、新しく漢字を覚えるのではなく、脳の中にすでにある漢字の記憶を思い出しやすくするためのものだからです。

点やはらいに気をつけて、なるべく早くていねいに書きましょう。

画数	音	訓	漢字
2画	ジン・ニン	ひと	人
3画	カ・ゲ	した・さ(がる)	下
3画	ショウ	ちい(さい)・こ	小
4画	カ	ひ	火
4画	シュ	て	手
4画	スイ	みず	水
4画	テン	あま	天
4画	ニチ・ジツ	ひ・か	日
4画	ボク・モク	き・こ	木
5画	シュツ	で(る)・だ(す)	出
5画	セイ・ショウ	い(きる)・う(む)	生
5画	ホン	もと	本
5画	モク	め	目
5画	リツ	た(つ)	立
6画	キ・ケ	―	気
6画	ジ	みみ	耳
6画	セン	さき	先
6画	ネン	とし	年
8画	ウ	あめ・あま	雨
8画	セイ	あお	青

なるほど! 漢字メモ

文字は2種類に分けられます。ひらがなやカタカナ、ローマ字のように単に発音を表す「表音文字」と、漢字のように1つの文字に意味が備わっている「表意文字」です。英語、ロシア語など世界の言語のほとんどは表音文字ですので、漢字という表意文字をもつ日本語や中国語は、めずらしい文字文化であるといえます。表意文字はとても便利で、「橋（はし）」と書けば同じ音の「箸（はし）」や「端（はし）」と間違えることはありません。

「脳力」を鍛える大人の漢字トレーニング

④日目

1年生で習う漢字④

月　日

合計得点　点

Q1

□にあてはまる漢字を書きましょう。

（目標時間3分　5点×10問＝50点満点）

① いと□でかがる
② □（じょう）機嫌
③ 創立□（ひゃく）周年
④ □（ゆう）涼みをする
⑤ 恐竜の化□（せき）
⑥ □（せん）柳を詠む
⑦ ほうれん□（そう）
⑧ □（たけ）馬で遊ぶ
⑨ □（でん）園風景
⑩ □（ど）用の丑

得点　点
所要時間　分　秒

Q2 漢字抜け熟語　その1

漢字3文字と4文字の熟語から、一〜十の漢数字を抜いて別の番号に置きかえました。同じ数字は同じ漢字です。それぞれの番号に漢字を入れて、元の熟語に戻してください。

（目標時間5分　5点×10問＝50点満点）

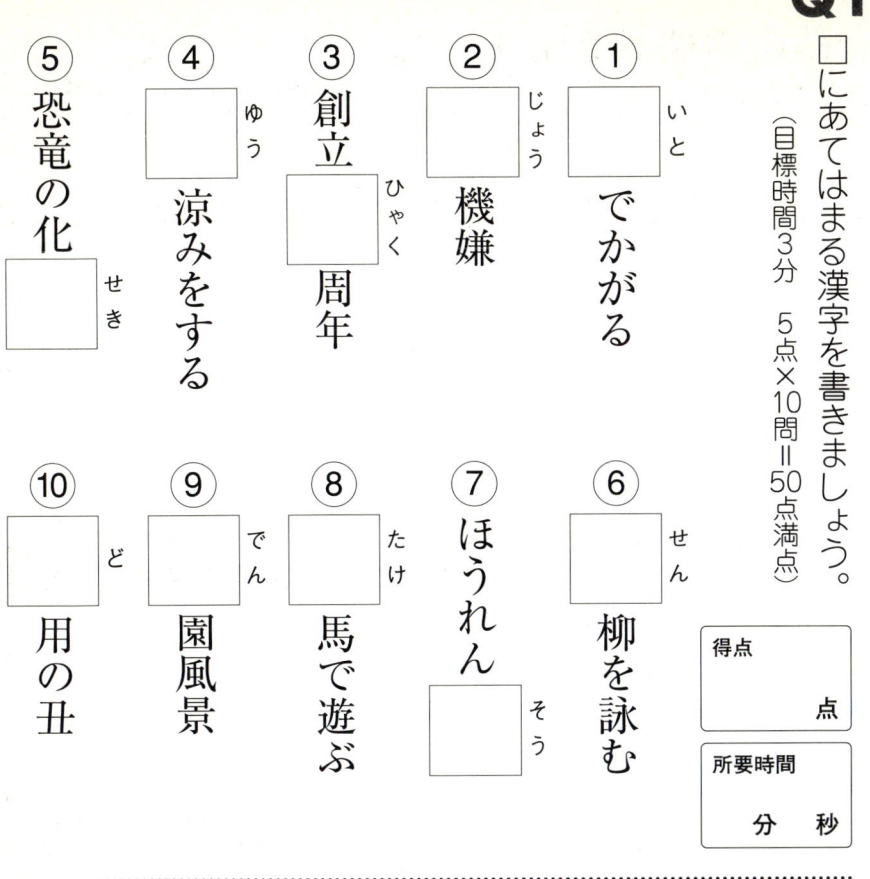

●答え

1	2	3	4	5
6	7	8	9	10

得点　点
所要時間　分　秒

← 解答は104ページ

川島教授のお茶の間レッスン
「脳力」アップトレーニングのコツ

集中できる午前中に、テレビを消して机に向かいましょう。朝食はごはんが一番！　脳の栄養となるブドウ糖が頭を働かせてくれます。

点やはらいに気をつけて、なるべく早くていねいに書きましょう。

1画 音 イチ・イツ 訓 ひと(つ) 一	2画 音 キュウ・ク 訓 ここの(つ) 九	2画 音 シチ 訓 なな 七	2画 音 ジュウ・ジッ 訓 とお・と 十	2画 音 ニ 訓 ふた(つ) 二
一	九	七	十	二
2画 音 ハチ 訓 や・やっ(つ) 八	3画 音 サン 訓 み・みっ(つ) 三	3画 音 ジョウ 訓 うえ・あ(げる) 上	3画 音 セキ 訓 ゆう 夕	3画 音 セン 訓 かわ 川
八	三	上	夕	川
3画 音 ド・ト 訓 つち 土	4画 音 ゴ 訓 いつ(つ) 五	4画 音 ロク 訓 む・むっ(つ) 六	5画 音 シ 訓 よ・よっ(つ) 四	5画 音 セキ・シャク 訓 いし 石
土	五	六	四	石
5画 音 デン 訓 た 田	6画 音 シ 訓 いと 糸	6画 音 チク 訓 たけ 竹	6画 音 ヒャク 訓 ― 百	9画 音 ソウ 訓 くさ 草
田	糸	竹	百	草

なるほど！　漢字メモ

漢字の成り立ちを見てみましょう。
「山」「川」「木」などは、絵のように物の形をかたどった象形文字から生まれました。抽象的な事柄を表すため、線や点、記号で指す指事文字には、「上」「下」「本」があります。漢字を2つ以上組み合わせ、意味と意味とを合わせた会意文字には「鳴」「森」「休」があります。しかし、漢字の90％以上は音と意味とを組み合わせた形声文字から成り、「語」「問」などたくさんあります。

「脳力」を鍛える 1年漢字おさらいテスト

→ 解答は104ページ

Q1
次の意味に合う四字熟語を□に書き入れましょう。
（目標時間1分　10点×2問＝20点満点）

① わずかな時間、短い日数のこと。

□□□□ いっちょういっせき

② 心にやましいことがないこと。

□□□□ せいてんはくじつ

得点　　点　　所要時間　　分　秒　　合計得点　　点

Q2
○の中に書き順を入れましょう。
（目標時間2分　6点×5問＝30点満点）

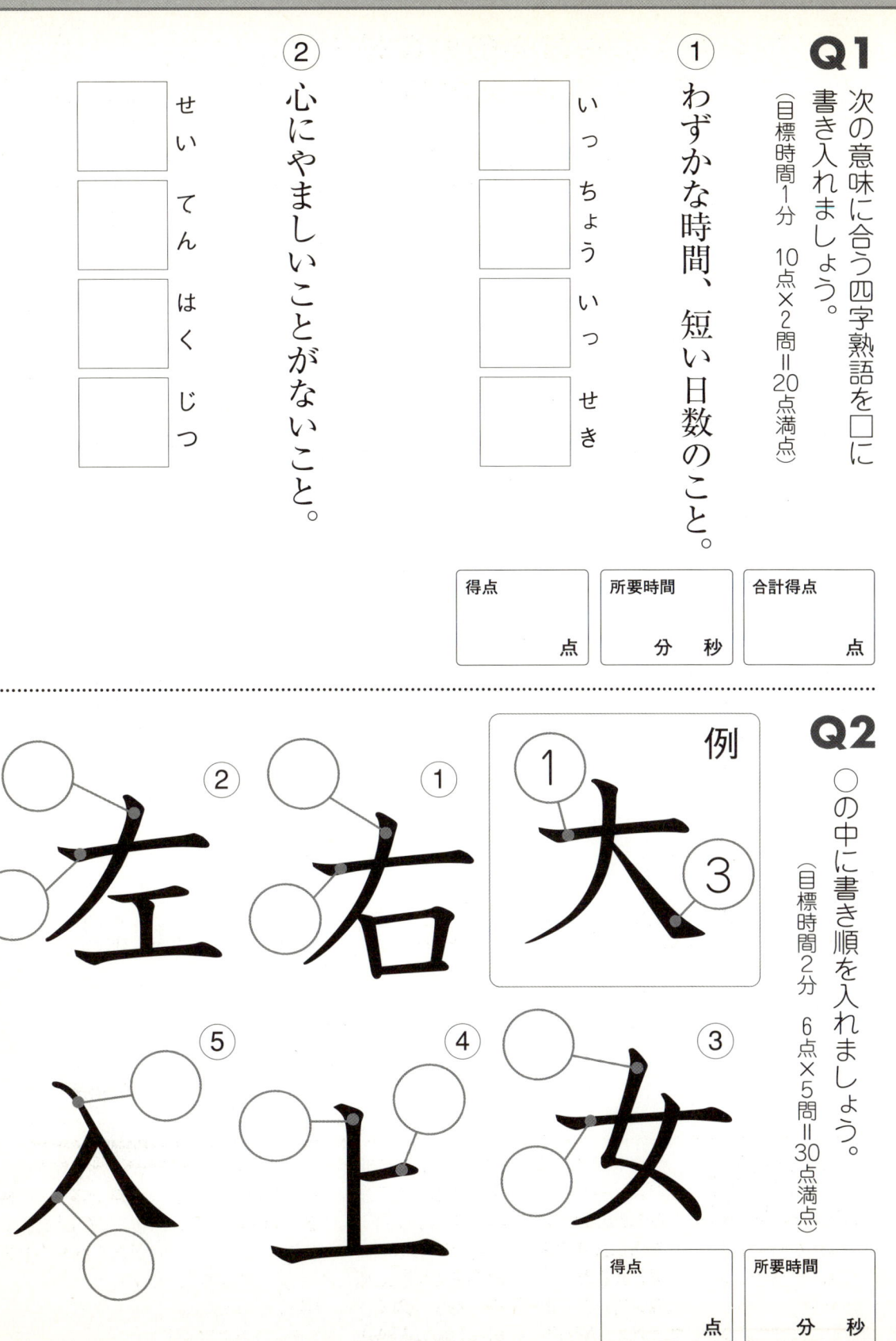

得点　　点　　所要時間　　分　秒

← 14ページへ続く

Q3

次のヒントを読んであてはまる漢字を入れましょう。

（目標時間3分　5点×10問＝50点満点）

得点　　　　点

所要時間　　分　秒

① トマト、リンゴ、イチゴの色は？

② 空、海、血の気のない顔の色は？

③ 雪、雲、砂糖の色は？

④ ワンワンと吠える動物は？

⑤ 縫いものをする時、針に通して使うものは？

⑥ 夜空に浮かんでいて、満ち欠けするものは？

⑦ マッチをすると出るものは？

⑧ 音を聞く器官で、頭の左右にあるのは？

⑨ 顔にあって、食物を取り入れる器官は？

⑩ 顔に2つあって、物を見る器官は？

5日目

2年生で習う漢字①

月　日

合計得点　点

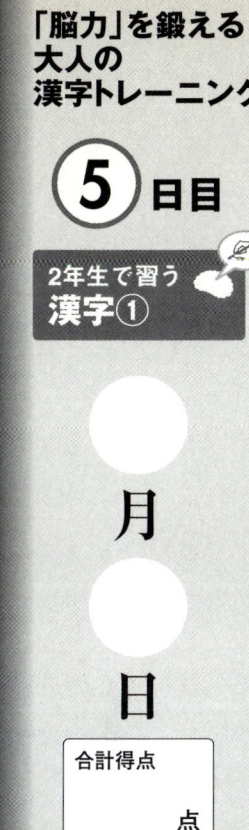

Q1

□にあてはまる漢字を書きましょう。

（目標時間3分　5点×10問＝50点満点）

① □□（かいが）を鑑賞

② 株の□□（ばいばい）

③ □□（ごご）2□（じ）

④ □（した）しい□（ゆう）人

⑤ □□（としょ）室

⑥ 熱帯□（ぎょ）

⑦ 安□（しん）する

⑧ 弱□（にく）強□（しょく）

⑨ □□（ちゅうや）を問わず

⑩ □（かど）を曲がる

得点　点

所要時間　分　秒

Q2 十字パズル その1

真ん中のマスに漢字を入れて、上下左右に4個熟語ができるようにしましょう。

（目標時間4分　25点×2問＝50点満点）

① 紅→□→室、麦→□→色

② 図→□→作、細→□→場

得点　点

所要時間　分　秒

解答は104ページ

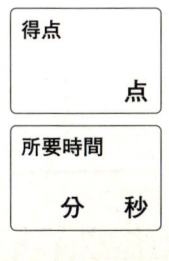

川島教授のお茶の間レッスン
計算と漢字の書き取り、どっちが効果的?

どちらも同じくらい脳は活発に働きますが、前頭前野の働く部分が違います。「読み・書き・計算」をバランスよく学習しましょう。

点やはらいに気をつけて、なるべく早くていねいに書きましょう。

3画 音コウ・ク 訓— 工	4画 音ゴ 訓— 午	4画 音シン 訓こころ 心	4画 音ユウ 訓とも 友	6画 音ニク 訓— 肉
7画 音カ 訓なに・なん 何	7画 音カク 訓かど・つの 角	7画 音ズ・ト 訓はか(る) 図	7画 音バイ 訓う(る) 売	8画 音ガ・カク 訓— 画
8画 音ヤ 訓よ・よる 夜	9画 音ゴ・コウ 訓あと・うし(ろ) 後	9画 音ショク 訓く(う)・た(べる) 食	9画 音ゼン 訓まえ 前	9画 音チャ・サ 訓— 茶
9画 音チュウ 訓ひる 昼	10画 音ジ 訓とき 時	10画 音ジャク 訓よわ(い) 弱	10画 音ショ 訓か(く) 書	11画 音キョウ・ゴウ 訓つよ(い)・し(いる) 強
	12画 音カイ・エ 訓— 絵	12画 音バイ 訓か(う) 買	16画 音シン 訓おや・した(しい) 親

なるほど! 漢字メモ
「今」の読み方いろいろ
今時(いまどき)、今年(ことし)、今日(きょう)、今日(こんにち)、今朝(けさ)、などがあります。

「脳力」を鍛える大人の漢字トレーニング

6日目

2年生で習う 漢字②

月 日

合計得点 点

Q1

□にあてはまる漢字を書きましょう。
（目標時間3分　5点×10問＝50点満点）

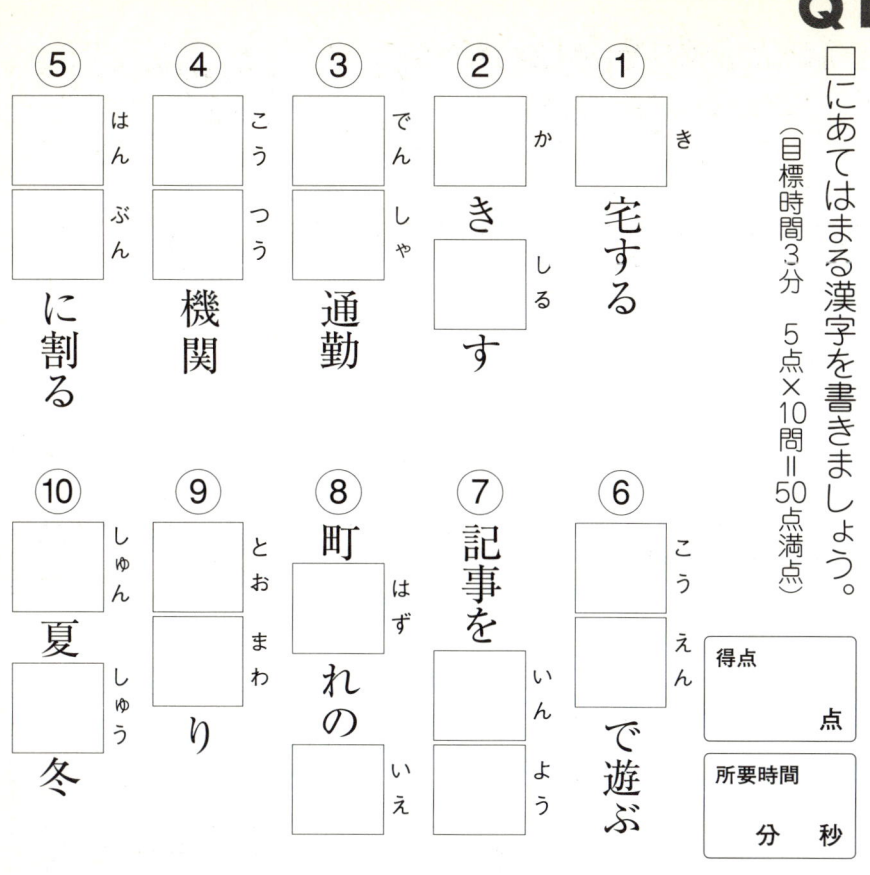

1. き□宅する
2. か□き□す
3. でん□しゃ□通勤
4. こう□つう□機関
5. はん□ぶん□に割る
6. こう□えん□で遊ぶ
7. 記事を□いん□よう□
8. 町□はず□れの□いえ□
9. □とお□まわ□り
10. □しゅん□夏□しゅう□冬

得点 点
所要時間 分 秒

Q2 十字パズル その2

真ん中のマスに漢字を入れて、上下左右に4個熟語ができるようにしましょう。
（目標時間4分　25点×2問＝50点満点）

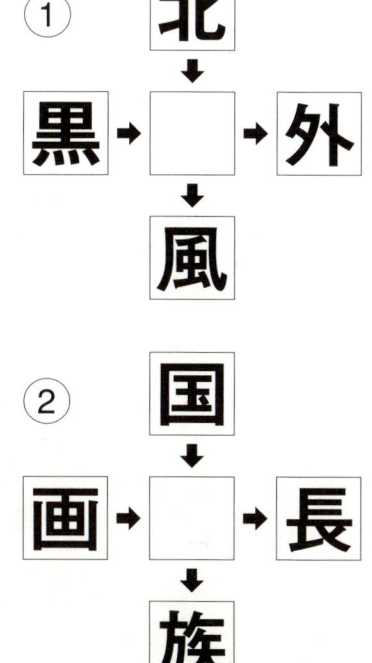

① 北 → □ ← 黒 → □ → 外 ↓ 風

② 国 ↓ 画 → □ → 長 ↓ 族

得点 点
所要時間 分 秒

← 解答は104ページ

川島教授のお茶の間レッスン
漢字の書き取りを効果的にするには？

漢字の読みを声に出しながら書きましょう。声に出して読むことで、前頭前野のまた違った部分が働くようになります。

点やはらいに気をつけて、なるべく早くていねいに書きましょう。

4画 音イン 訓ひ(く) 引	4画 音コウ 訓おおやけ 公	4画 音ブン・ブ 訓わ(ける) 分	5画 音ガイ 訓そと・はず(す) 外	5画 音トウ 訓ふゆ 冬
引	公	分	外	冬
5画 音ハン 訓なか(ば) 半	5画 音ヨウ 訓もち(いる) 用	6画 音カイ 訓まわ(る) 回	6画 音コウ 訓まじ(わる)・ま(じる) 交	7画 音キン 訓ちか(い) 近
半	用	回	交	近
7画 音サク・サ 訓つく(る) 作	9画 音カイ 訓うみ 海	9画 音シュウ 訓あき 秋	9画 音シュン 訓はる 春	10画 音カ・ケ 訓いえ・や 家
作	海	秋	春	家
10画 音カ・ゲ 訓なつ 夏	10画 音キ 訓しる(す) 記	10画 音キ 訓かえ(る) 帰	10画 音ツウ 訓とお(る)・かよ(う) 通	11画 音ギョ 訓うお・さかな 魚
夏	記	帰	通	魚
		13画 音エン 訓その 園	13画 音エン 訓とお(い) 遠	13画 音デン 訓― 電
		園	遠	電

なるほど！漢字メモ

「返す」と「帰す」の区別は？
「返す」は事物を戻すこと。
「帰す」は人を戻すこと。
【例】借りた本を「返す」。
妹を家に「帰す」。

7日目 2年生で習う漢字③

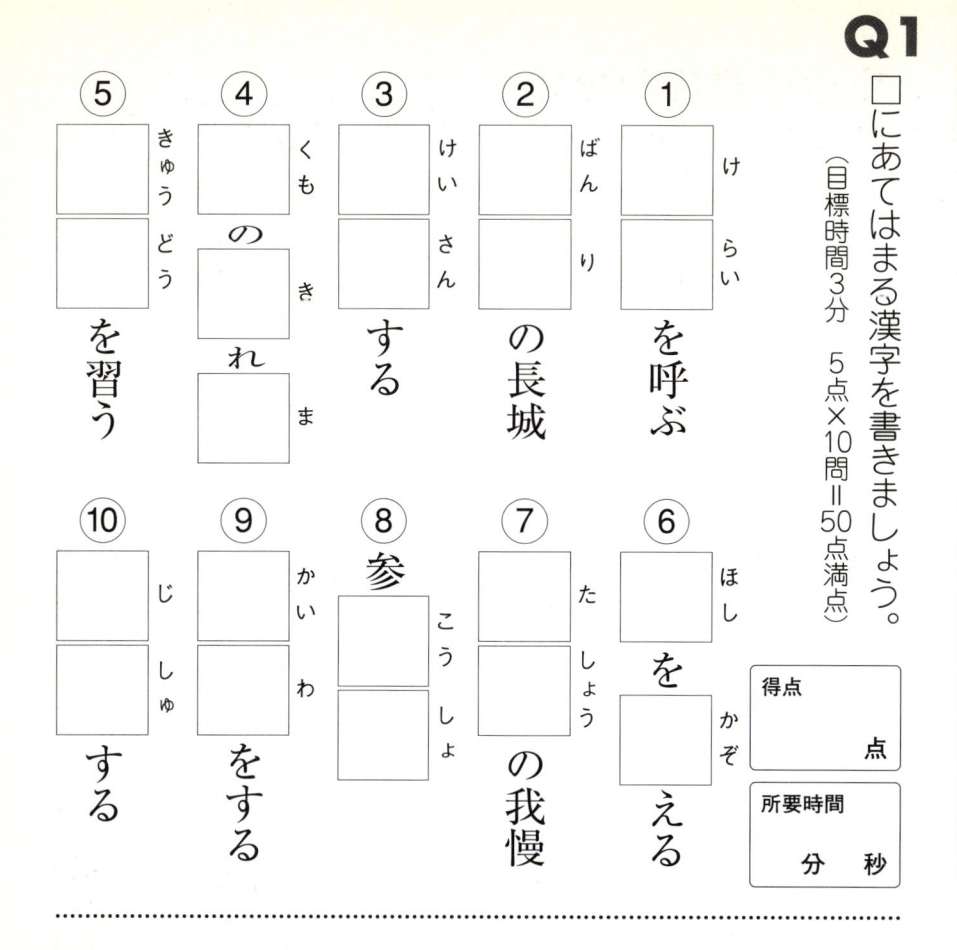

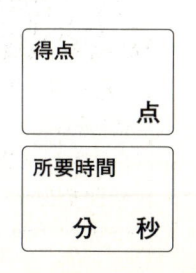

「脳力」を鍛える大人の漢字トレーニング

Q1
□にあてはまる漢字を書きましょう。
(目標時間3分　5点×10問＝50点満点)

1. けらい を呼ぶ
2. ばんり の長城
3. けいさん する
4. くも のきれま
5. きゅうどう を習う
6. ほし をかぞえる
7. たしょう の我慢
8. 参 こうしょ
9. かいわ をする
10. じしゅ する

Q2 漢字の式 その1

バラバラになった漢字を、式にあてはまるように戻して、2文字の熟語をつくりましょう。
(目標時間4分　25点×2問＝50点満点)

例題
馬＋貝＋口＋尺＝駅員

① 立＋門＋斤＋耳＋木＝□□
　　　　　こう

② 豆＋舟＋頁＋八＋口＝□□

解答は105ページ

川島教授のお茶の間レッスン
漢字テストで脳を活性化

漢字テストは、過去に学習した記憶（長期記憶）を引っ張り出すので、漢字の知識が格納されている脳の領域が活発に働きます。

点やはらいに気をつけて、なるべく早くていねいに書きましょう。

3画 音キュウ 訓ゆみ	3画 音マン・バン 訓―	4画 音ショウ 訓すく(ない)・すこ(し)	4画 音セツ 訓き(る)	6画 音カイ・エ 訓あ(う)
弓	万	少	切	会
弓	万	少	切	会

6画 音コウ 訓かんが(える)	6画 音ジ・シ 訓みずか(ら)	6画 音タ 訓おお(い)	7画 音ライ 訓く(る)	7画 音リ 訓さと
考	自	多	来	里
考	自	多	来	里

9画 音ケイ 訓はか(る)	9画 音シュ 訓くび	9画 音セイ 訓ほし	11画 音セン 訓ふね・ふな	12画 音ウン 訓くも
計	首	星	船	雲
計	首	星	船	雲

12画 音カン・ケン 訓あいだ・ま	12画 音ドウ 訓みち	13画 音シン 訓あたら(しい)	13画 音スウ 訓かず・かぞ(える)	13画 音ワ 訓はな(す)・はなし
間	道	新	数	話
間	道	新	数	話

		14画 音サン 訓―	14画 音ブン・モン 訓き(く)	16画 音トウ・ズ 訓あたま
		算	聞	頭
		算	聞	頭

なるほど！ 漢字メモ

「会う」と「合う」の区別は？
「会う」は人が顔をあわせること。
「合う」は一致すること。
【例】
気が「合う」。
人に「会う」。

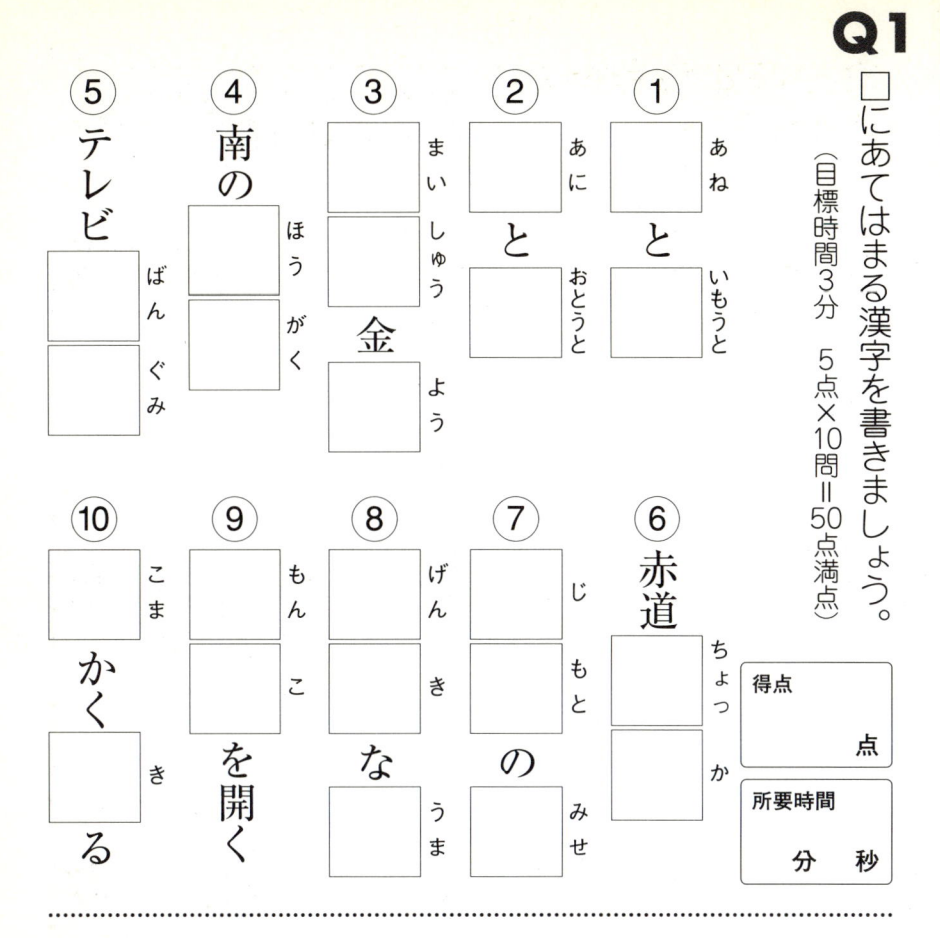

8日目 2年生で習う漢字④

Q1
□にあてはまる漢字を書きましょう。
（目標時間3分　5点×10問＝50点満点）

1. あね と いもうと
2. あに と おとうと
3. まいしゅう 金よう
4. 南の ほうがく
5. テレビ ばんぐみ
6. 赤道 ちょっか
7. じもと の みせ
8. げんき な うま
9. もんこ を開く
10. こま かく きる

Q2 漢字の式 その2

バラバラになった漢字を、式にあてはまるように戻して、2文字の熟語をつくりましょう。
（目標時間4分　25点×2問＝50点満点）

例題
馬＋貝＋口＋尺＝駅員

① 王＋斗＋ノ＋木＋里＝ □□

② ム＋也＋口＋土＝ □□

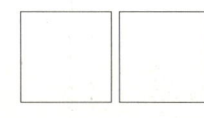

解答は105ページ

川島教授のお茶の間レッスン
手紙を書こう

相手を思い浮かべながら言葉を選び、考えたことを文字に換え、手で文字を書く手紙は脳を活性化させます。電話より手紙にしましょう。

点やはらいに気をつけて、なるべく早くていねいに書きましょう。

4画 音ゲン・ガン 訓もと 元	4画 音コ 訓と 戸	4画 音ホウ 訓かた 方	5画 音ケイ・キョウ 訓あに 兄	5画 音ダイ・タイ 訓— 台
元	戸	方	兄	台
6画 音チ・ジ 訓— 地	6画 音マイ 訓— 毎	7画 音テイ・ダイ 訓おとうと 弟	8画 音シ 訓あね 姉	8画 音チョク・ジキ 訓ただ(ちに)・なお(す) 直
地	毎	弟	姉	直
8画 音テン 訓みせ 店	8画 音マイ 訓いもうと 妹	8画 音モン 訓かど 門	9画 音カ 訓— 科	9画 音シ 訓おも(う) 思
店	妹	門	科	思
10画 音シ 訓かみ 紙	10画 音バ 訓うま・ま 馬	11画 音サイ 訓ほそ(い)・こま(かい) 細	11画 音シュウ 訓— 週	11画 音ソ 訓く(む)・くみ 組
紙	馬	細	週	組
		11画 音リ 訓— 理	12画 音バン 訓— 番	18画 音ヨウ 訓— 曜
		理	番	曜

なるほど！ 漢字メモ

「直」の読み方いろいろ
正直（しょうじき）、直接（ちょくせつ）、仲直（なかなお）り、直（ただ）ちに、などがあります。

Q1

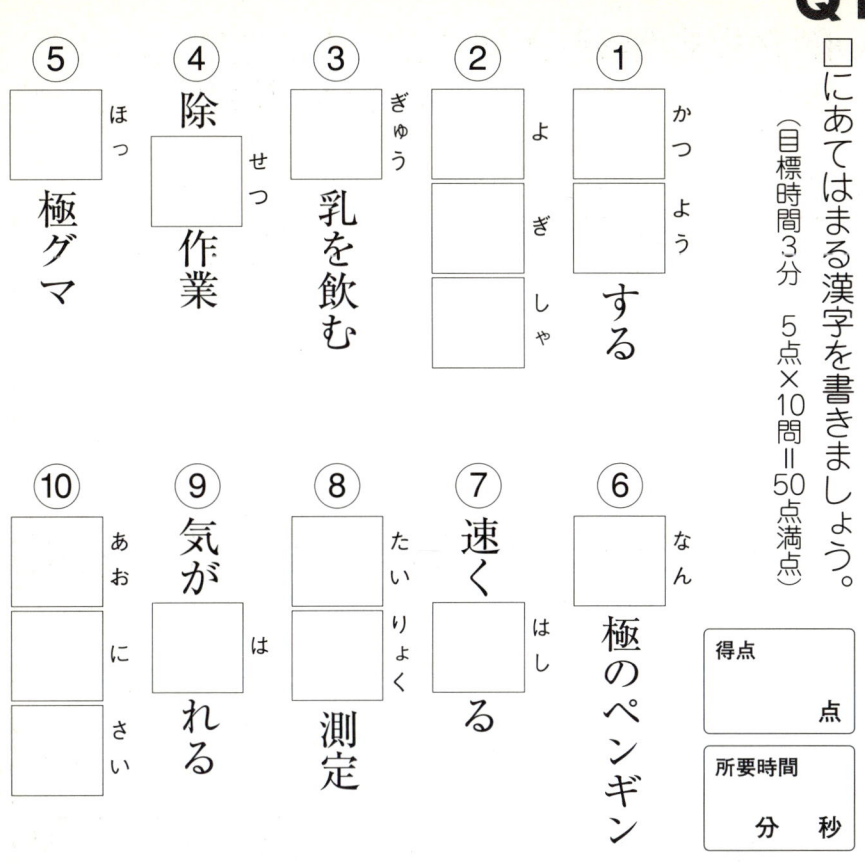

Q2 漢字抜け熟語 その2

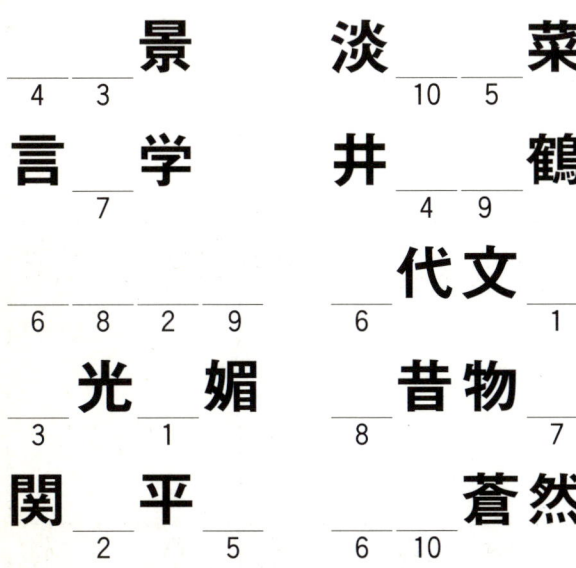

川島教授のお茶の間レッスン
脳の記憶のしかた

脳細胞は、情報が来ると専用の回路を作り、そこに電気が流れることで記憶が生まれます。

点やはらいに気をつけて、なるべく早くていねいに書きましょう。

3画 音サイ 訓— 才	4画 音ギュウ 訓うし 牛	4画 音コン 訓いま 今	5画 音コ 訓ふる(い) 古	5画 音ホク 訓きた 北
才	牛	今	古	北
6画 音コウ 訓ひか(る)・ひかり 光	6画 音ゴウ・ガッ 訓あ(う) 合	6画 音ショク・シキ 訓いろ 色	6画 音セイ・サイ 訓にし 西	7画 音キ 訓— 汽
光	合	色	西	汽
7画 音ゲン・ゴン 訓い(う)・こと 言	7画 音ソウ 訓はし(る) 走	7画 音タイ 訓からだ 体	8画 音トウ 訓ひがし 東	8画 音メイ・ミョウ 訓あか(るい)・あき(らか) 明
言	走	体	東	明
9画 音カツ 訓— 活	9画 音ナン 訓みなみ 南	9画 音フウ 訓かぜ・かざ 風	10画 音ゲン 訓はら 原	11画 音セツ 訓ゆき 雪
活	南	風	原	雪
	11画 音ヤ 訓の 野	12画 音セイ 訓は(れる) 晴	14画 音ゴ 訓かた(る) 語
	野	晴	語

なるほど！漢字メモ

間違えないで！
×商買
○商売（しょうばい）、
×買売
○売買（ばいばい）、
×中ば
○半（なか）ば、
×音学
○音楽（おんがく）

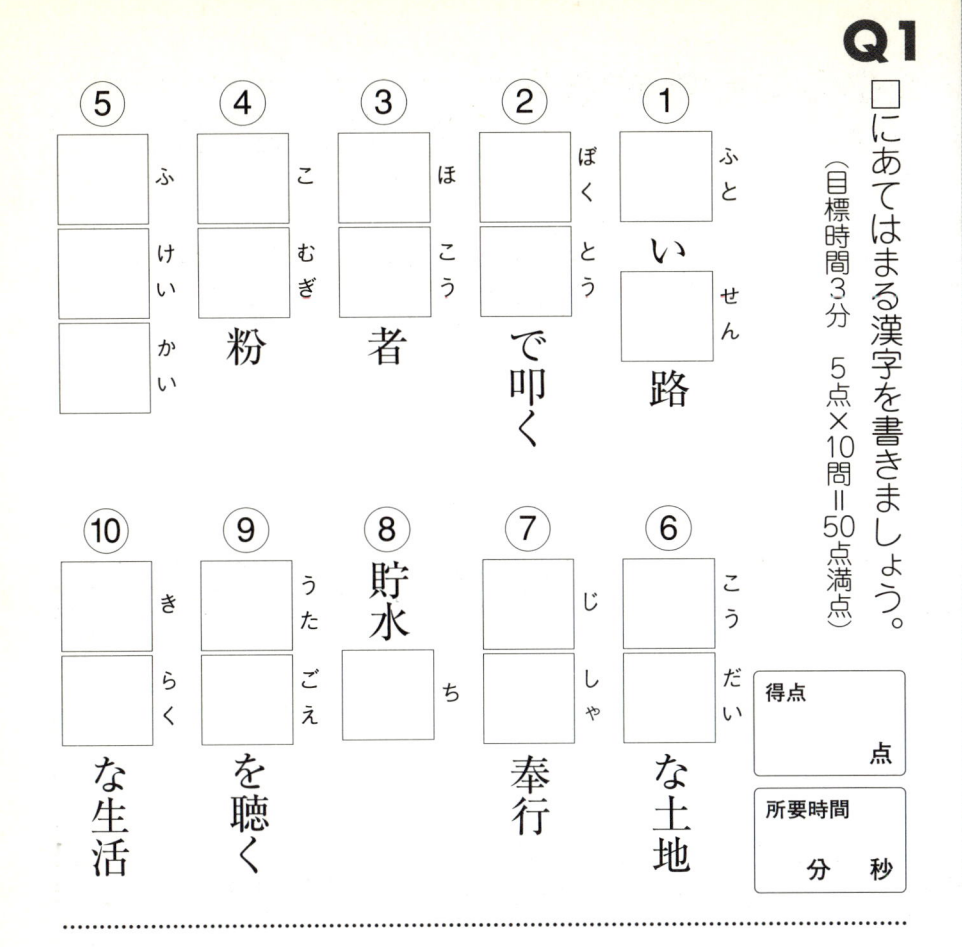

Q1

□にあてはまる漢字を書きましょう。

（目標時間3分　5点×10問＝50点満点）

① ふとい路
② ぼくとうで叩く
③ ほこう者
④ こむぎ粉
⑤ ふけいかい
⑥ こうだいな土地
⑦ じしゃ奉行
⑧ 貯水ち
⑨ うたごえを聴く
⑩ きらくな生活

得点　　点
所要時間　　分　秒

「脳力」を鍛える大人の漢字トレーニング

10日目

2年生で習う漢字⑥

月　日

合計得点　　点

Q2 同じ音の漢字 その1

あいている□には、同じ音を持つ違う漢字が入ります。うまく漢字を入れて3文字の熟語を完成させてください。

（目標時間4分　25点×2問＝50点満点）

① 手□猿
　 閑古□
　 □飯前

② 大□石
　 御歯□
　 □後島

得点　　点
所要時間　　分　秒

← 解答は105ページ

川島教授のお茶の間レッスン
記憶は2種類ある

おおまかに言うと、記憶には「短期記憶」と「長期記憶」があります。必要な短期記憶が長期記憶として脳の中に格納されます。

点やはらいに気をつけて、なるべく早くていねいに書きましょう。

2画 音トウ 訓かたな 刀	4画 音タイ・タ 訓ふと(い) 太	4画 音フ 訓ちち 父	5画 音コウ 訓ひろ(い) 広	5画 音ボ 訓はは 母
刀	太	父	広	母
6画 音ジ 訓てら 寺	6画 音チ 訓いけ 池	6画 音トウ 訓あ(たる) 当	7画 音コク 訓たに 谷	7画 音シャ 訓やしろ 社
寺	池	当	谷	社
7画 音セイ 訓こえ 声	7画 音バク 訓むぎ 麦	8画 音コク 訓くに 国	8画 音チ 訓し(る) 知	8画 音チョウ 訓なが(い) 長
声	麦	国	知	長
8画 音ホ・ブ 訓ある(く)・あゆ(む) 歩	9画 音テン 訓— 点	11画 音コク 訓くろ 黒	11画 音チョウ 訓とり 鳥	12画 音チョウ 訓あさ 朝
歩	点	黒	鳥	朝
	13画 音ガク・ラク 訓たの(しい) 楽	14画 音カ 訓うた 歌	15画 音セン 訓— 線
	楽	歌	線

なるほど！漢字メモ

間違えないで！
×多勢の人
○大勢（おおぜい）の人、
×太西洋
○大西洋（たいせいよう）、
×大平洋
○太平洋（たいへいよう）

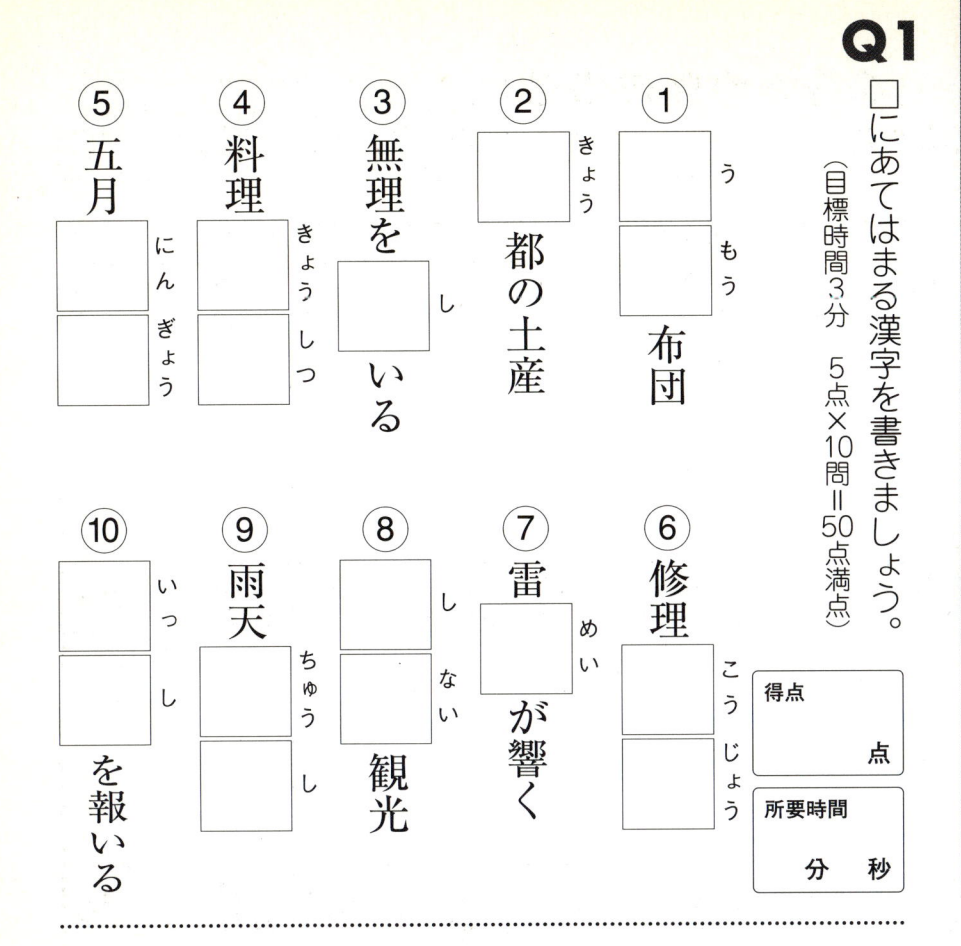

「脳力」を鍛える大人の漢字トレーニング

11日目 — 2年生で習う漢字⑦

Q1
□にあてはまる漢字を書きましょう。
（目標時間3分　5点×10問＝50点満点）

① う／もう　□□布団
② きょう　□都の土産
③ 無理を□（し）いる
④ 料理　きょう／しつ　□□
⑤ 五月　にん／ぎょう　□□
⑥ 修理　こう／じょう　□□
⑦ 雷　めい　□が響く
⑧ □（し）ない観光
⑨ 雨天　ちゅう／し　□□
⑩ いっ／し　□□を報いる

Q2　同じ音の漢字　その2

あいている□には、同じ音を持つ違う漢字が入ります。うまく漢字を入れて3文字の熟語を完成させてください。
（目標時間4分　25点×2問＝50点満点）

① □暗記
　一枚□
　似□絵

② 平□棒
　居丈□
　□金虫

解答は105ページ

川島教授のお茶の間レッスン
短期記憶って？

さっき食べた食事の内容や、取りに行こうとした物は何かなど、直前、または最近の、一時的に覚えるための記憶をいいます。

点やはらいに気をつけて、なるべく早くていねいに書きましょう。

3画 音ガン 訓まる 丸	4画 音シ 訓と(まる) 止	4画 音ナイ 訓うち 内	4画 音モウ 訓け 毛	5画 音シ 訓いち 市
丸	止	内	毛	市

5画 音シ 訓や 矢	6画 音ウ 訓は・はね 羽	6画 音コウ・ギョウ 訓い(く)・おこな(う) 行	6画 音ドウ 訓おな(じ) 同	6画 音ベイ・マイ 訓こめ 米
矢	羽	行	同	米

7画 音ケイ・ギョウ 訓かた・かたち 形	8画 音ガン 訓いわ 岩	8画 音キョウ 訓— 京	9画 音シツ 訓むろ 室	10画 音コウ 訓たか(い) 高
形	岩	京	室	高

11画 音オウ・コウ 訓き 黄	11画 音キョウ 訓おし(える)・おそ(わる) 教	12画 音ジョウ 訓ば 場	12画 音トウ 訓こた(える) 答	14画 音ドク・トク 訓よ(む) 読
黄	教	場	答	読

			14画 音メイ 訓な(く) 鳴	18画 音ガン 訓かお 顔
			鳴	顔

なるほど！漢字メモ

部首を見てみましょう。
「さんずい」は、「池」「海」など水に関するもの。「にすい」は「冷」「凍」など氷に関するもの。「きへん」は「林」「梅」など木に関するものなど、部首を見れば、その漢字のなりたちが想像できますね。

「脳力」を鍛える 2年漢字おさらいテスト

→ 解答は105ページ

Q1

次の意味に合う四字熟語を □ に書き入れましょう。
(目標時間1分　10点×2問=20点満点)

① 自然の美しい風物のこと。

　か　ちょう　ふう　げつ
　□　□　　　□　　　□

② 4以下は切り捨て、5以上は切り上げる。

　し　　しゃ　ご　にゅう
　□　　□　　□　　□

得点	所要時間	合計得点
点	分　秒	点

Q2

○の中に書き順を入れましょう。
(目標時間2分　6点×5問=30点満点)

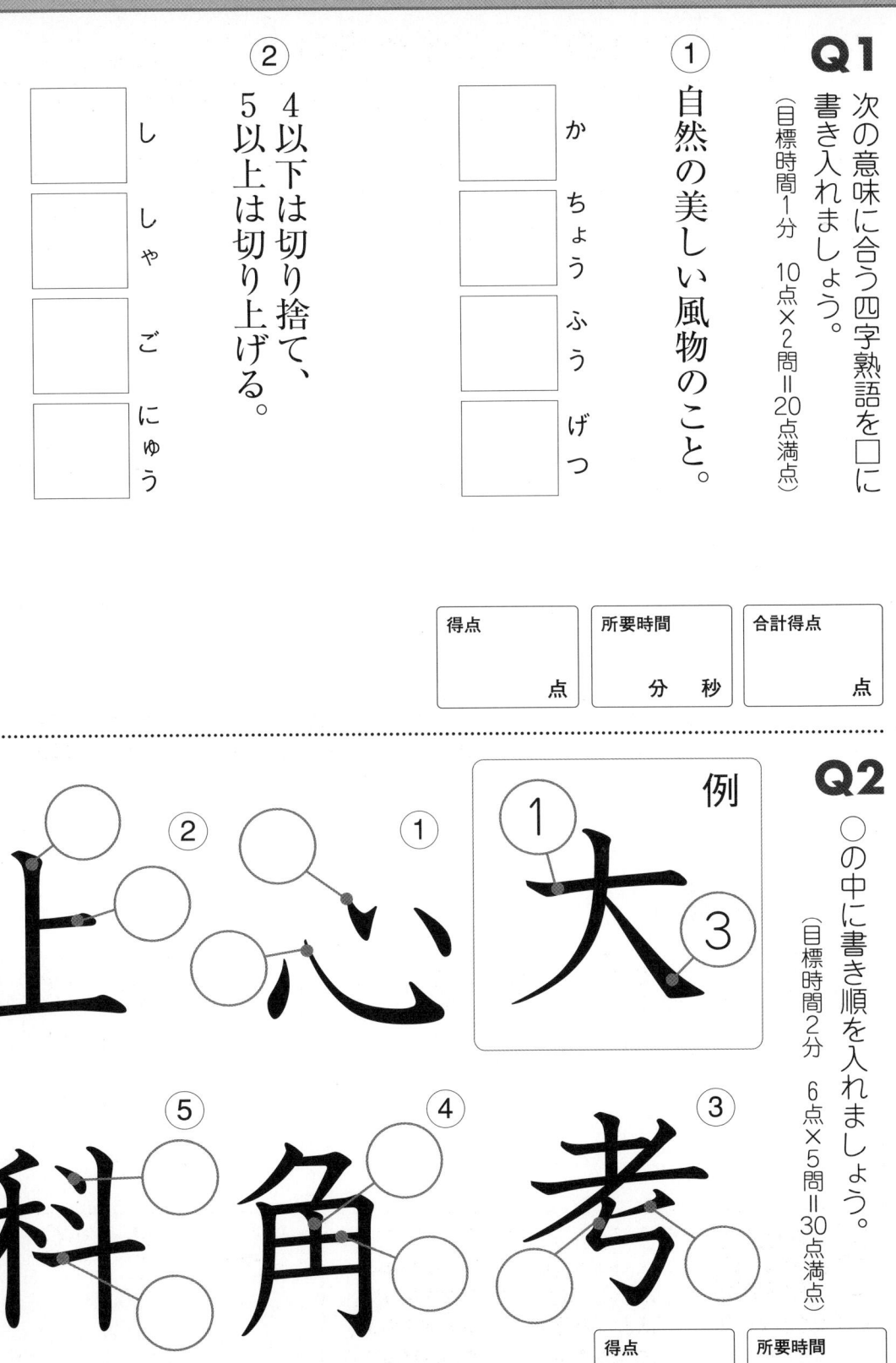

例: 大（①②③）

① 心
② 止
③ 考
④ 角
⑤ 科

得点	所要時間
点	分　秒

← 30ページへ続く

Q3

次のヒントを読んであてはまる漢字を入れましょう。
（目標時間3分　5点×10問＝50点満点）

得点　　　点

所要時間　　分　秒

① 四季のうちもっとも暑い季節は？　……□

② 夜が明けて来るのは？　……□

③ 人や物をのせて水の上を移動するのは？　……□

④ 稲の果実は？　……□

⑤ 羽で空を飛び、さえずる生き物は？　……□

⑥ いちばん仲のいいともだちは？　……□□

⑦ 男のきょうだいは？　……□□

⑧ 女のきょうだいは？　……□□

⑨ 空気を入れてふくらますゴムの袋は？　……□□

⑩ 4つの方角をまとめていうと？　……□□□□

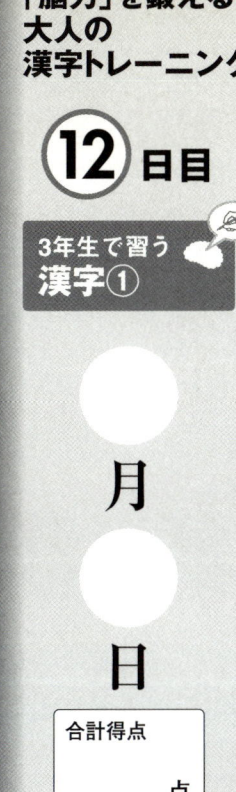

「脳力」を鍛える大人の漢字トレーニング

12日目

3年生で習う漢字①

月　日

合計得点　点

Q1

□にあてはまる漢字を書きましょう。

（目標時間3分　5点×10問＝50点満点）

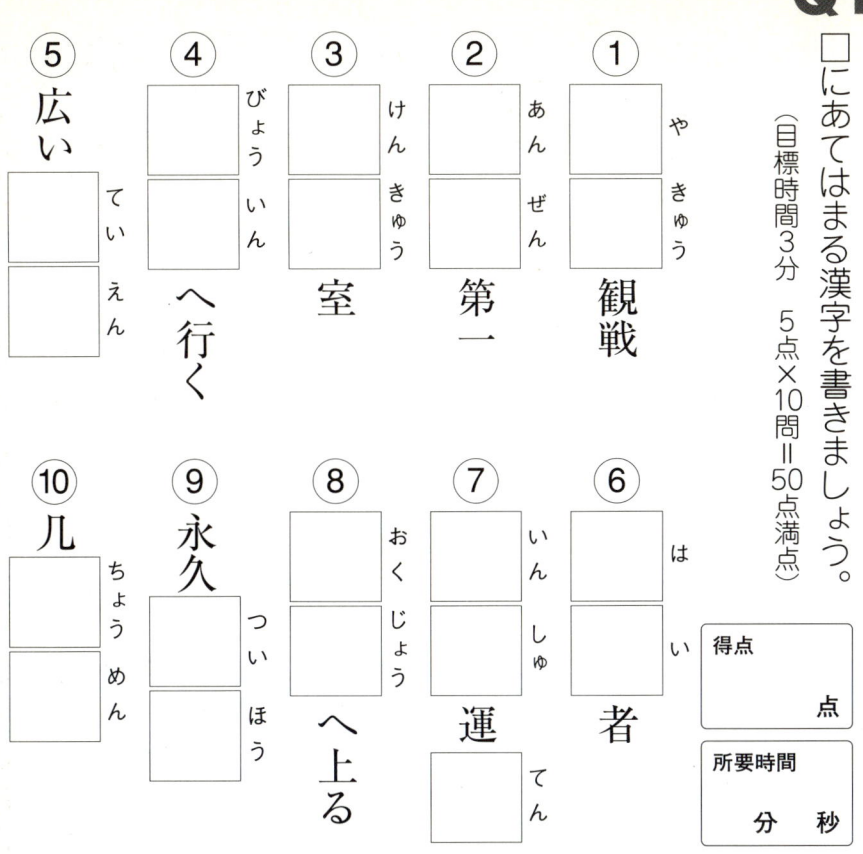

① □□（やきゅう）観戦

② □□（あんぜん）第一

③ □□（けんきゅう）室

④ □□（びょういん）へ行く

⑤ 広い□□（ていえん）

⑥ □□（はいい）者

⑦ □□（いんしゅ）運□（てん）

⑧ □□（おくじょう）へ上る

⑨ 永久□□（ついほう）

⑩ 几□□（ちょうめん）

得点　点

所要時間　分　秒

Q2 ミニクロ その2

2×2の小さいクロスワードです。答えは漢字で入ります。

（目標時間4分　25点×2問＝50点満点）

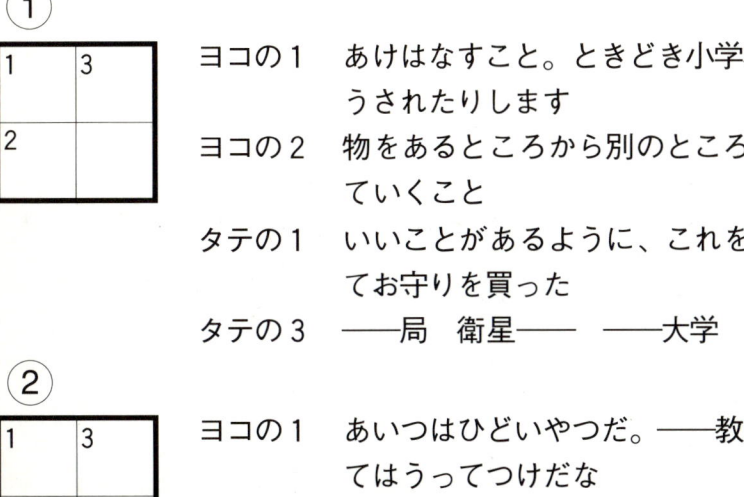

①

1	3
2	

ヨコの1　あけはなすこと。ときどき小学校がこうされたりします

ヨコの2　物をあるところから別のところに持っていくこと

タテの1　いいことがあるように、これを祈願してお守りを買った

タテの3　——局　衛星——　——大学

②

1	3
2	

ヨコの1　あいつはひどいやつだ。——教師としてはうってつけだな

ヨコの2　週刊誌や月刊誌で、有名人どうしがやっていたりする

タテの1　「この議案は、——多数で否決されました」

タテの3　学校で三者のが行われたりする

得点　点

所要時間　分　秒

解答は105ページ

川島教授のお茶の間レッスン
長期記憶って？

家族など親しい人の名前や、昔の自分のことなど、長い期間にわたって覚えている記憶をいいます。

点やはらいに気をつけて、なるべく早くていねいに書きましょう。

4画 音ハン 訓そ(る) 反	6画 音アン 訓やす(い) 安	6画 音ゼン 訓まった(く) 全	7画 音イ 訓— 医	7画 音キュウ 訓きわ(める) 究
反	安	全	医	究
7画 音タイ 訓— 対	8画 音ホウ 訓はな(す) 放	9画 音オク 訓や 屋	9画 音ケン 訓と(ぐ) 研	9画 音ソウ 訓おく(る) 送
対	放	屋	研	送
9画 音ツイ 訓お(う) 追	9画 音メン 訓おもて・つら 面	10画 音イン 訓— 院	10画 音シュ 訓さけ・さか 酒	10画 音テイ 訓にわ 庭
追	面	院	酒	庭
10画 音ビョウ 訓やまい 病	11画 音キュウ 訓たま 球	11画 音チョウ 訓— 帳	11画 音テン 訓ころ(がる) 転	12画 音イン 訓の(む) 飲
病	球	帳	転	飲
12画 音ウン 訓はこ(ぶ) 運	12画 音カイ 訓ひら(く)・あ(く) 開	12画 音シ 訓は 歯	13画 音アン 訓くら(い) 暗	15画 音ダン 訓— 談
運	開	歯	暗	談

「脳力」を鍛える大人の漢字トレーニング

13日目 — 3年生で習う漢字②

月　日

合計得点　点

Q1

□にあてはまる漢字を書きましょう。
（目標時間3分　5点×10問＝50点満点）

1. ゆうえい　禁止
2. かんぱ　が襲う
3. かんそうぶん
4. かんぽうやく
5. たいいくかん
6. きりつ、れい
7. いのちびろい
8. 立憲　くんしゅ
9. くやく所
10. おんど　が高い

得点　点
所要時間　分　秒

Q2 ミクロ その3

2×2の小さいクロスワードです。答えは漢字で入ります。
（目標時間4分　25点×2問＝50点満点）

①

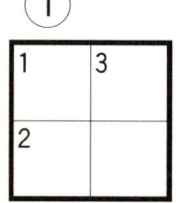

- ヨコの1　このサインはひどい――だな、なんて書いてあるのかわからないよ
- ヨコの2　ほめ言葉は「千両――」、けなし言葉は「大根――」
- タテの1　もっぱらこれを演じる、こわもての俳優ばかりが所属する事務所もある
- タテの3　小説などを書いた人。気持ちを答えさせる国語の問題もある

②

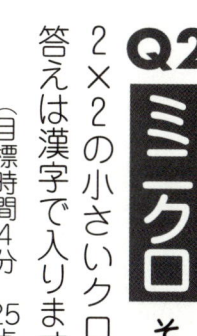

- ヨコの1　寄生虫に寄生された生物
- ヨコの2　「この――を証明せよ」
- タテの1　「運命」よりもせつない感じ？　――のライバル
- タテの3　テーマ。ドラマの――歌はよくヒットする

得点　点
所要時間　分　秒

← 解答は106ページ

川島教授のお茶の間レッスン
昔より最近のことのほうが忘れやすい

記憶をつかさどる海馬（かいば）という脳の組織が壊れると、新しいことを覚えられなくなります。そうすると短期記憶ができなくなります。

点やはらいに気をつけて、なるべく早くていねいに書きましょう。

4画 音ク 訓— 区	5画 音シュ 訓ぬし・おも 主	5画 音レイ 訓— 礼	7画 音クン 訓きみ 君	7画 音ヤク 訓— 役
区	主	礼	君	役
8画 音イク 訓そだ(つ) 育	8画 音エイ 訓およ(ぐ) 泳	8画 音シャ 訓もの 者	8画 音ハ 訓なみ 波	8画 音メイ 訓いのち 命
育	泳	者	波	命
9画 音シュウ・ジュウ 訓ひろ(う) 拾	9画 音ド 訓たび 度	10画 音キ 訓お(きる) 起	11画 音アク 訓わる(い) 悪	11画 音シュク 訓やど 宿
拾	度	起	悪	宿
12画 音オン 訓あたた(かい) 温	12画 音カン 訓さむ(い) 寒	12画 音ヒツ 訓ふで 筆	12画 音ユウ 訓あそ(ぶ) 遊	13画 音カン 訓— 感
温	寒	筆	遊	感
13画 音カン 訓— 漢	13画 音ソウ 訓— 想	16画 音カン 訓— 館	16画 音ヤク 訓くすり 薬	18画 音ダイ 訓— 題
漢	想	館	薬	題

14日目 3年生で習う漢字③

Q1

□にあてはまる漢字を書きましょう。
（目標時間3分　5点×10問＝50点満点）

① バスの　じょうきゃく
② こうしんきょく
③ しょうわ　生まれ
④ にがて　な科目
⑤ きたい　乞う御
⑥ きみどりいろ
⑦ はなぢ　が出た
⑧ みやづか　え
⑨ いそ　いでいる
⑩ とどう　ふけん

Q2 十字パズル その3

真ん中のマスに漢字を入れて、上下左右に4個熟語ができるようにしましょう。
（目標時間4分　25点×2問＝50点満点）

① 竜→／神→□→城／↓殿

② 言→／双→□→書／↓巻

川島教授のお茶の間レッスン
どうして覚えたことを忘れてしまうの？

脳は記憶をほぼ全部しまいこんでいます。「忘れる」というのは、覚えたことを思い出し、引っ張り出す力が弱くなっているのです。

点やはらいに気をつけて、なるべく早くていねいに書きましょう。

5画	音オウ 訓—	央
5画	音キョ・コ 訓さ(る)	去
5画	音シ 訓つか(える)	仕
6画	音キョク 訓ま(がる)	曲
6画	音ケツ 訓ち	血
7画	音キョク 訓—	局
8画	音ク 訓くる(しい)・にが(い)	苦
8画	音グ 訓—	具
8画	音ワ 訓やわ(らぐ)・なご(む)	和
9画	音キャク 訓—	客
9画	音キュウ 訓いそ(ぐ)	急
9画	音ケン 訓—	県
9画	音ショウ 訓—	昭
9画	音ジョウ 訓の(る)	乗
10画	音キュウ 訓みや	宮
10画	音コ 訓—	庫
11画	音シン 訓すす(む)	進
11画	音ト・ツ 訓みやこ	都
12画	音カイ 訓—	階
12画	音キ 訓—	期
12画	音コ 訓みずうみ	湖
12画	音ヨウ 訓は	葉
14画	音ビ 訓はな	鼻
14画	音リョク 訓みどり	緑
15画	音オウ 訓よこ	横

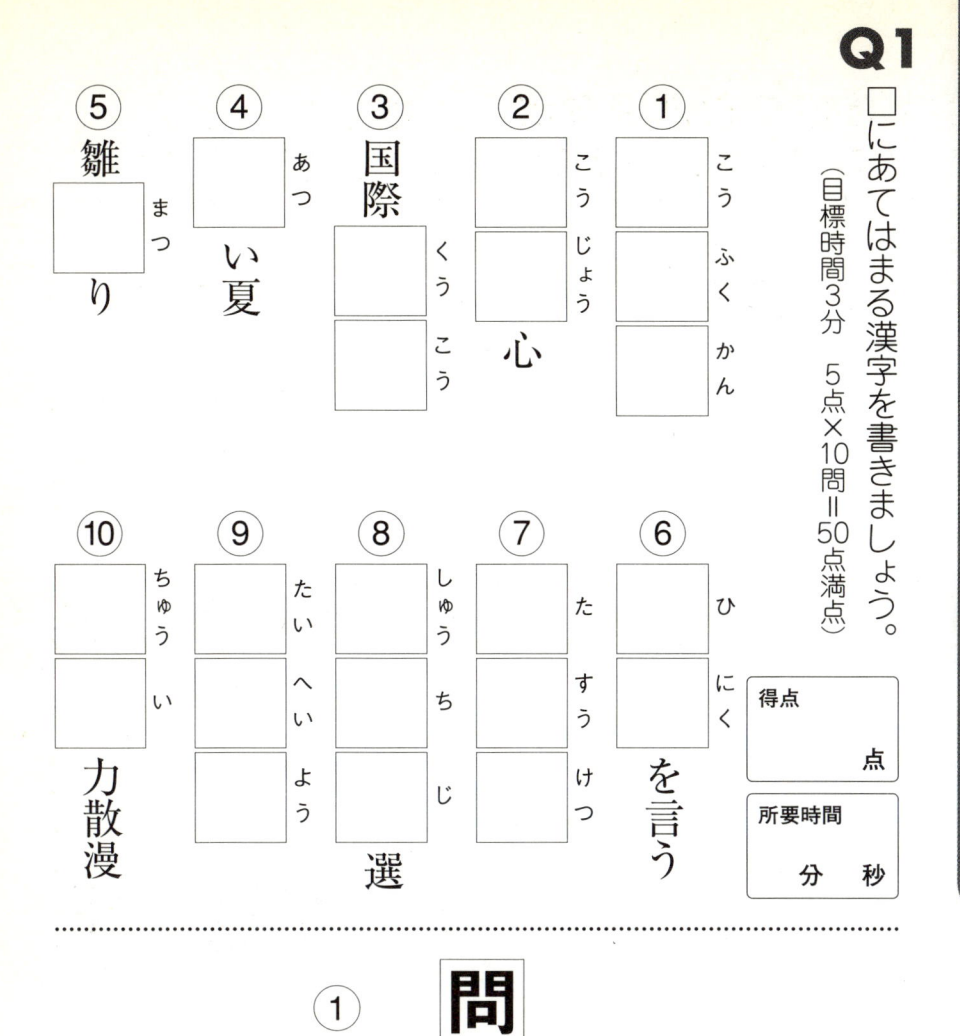

「脳力」を鍛える大人の漢字トレーニング

15日目

3年生で習う 漢字④

○月 ○日

合計得点　　点

Q1

□にあてはまる漢字を書きましょう。
（目標時間3分　5点×10問＝50点満点）

① こうふくかん
② こうじょうしん
③ 国際　くうこう
④ あつい夏
⑤ 雛まつり
⑥ ひにくを言う
⑦ たすうけつ
⑧ しゅうちじ　選
⑨ たいへいよう
⑩ ちゅういカ散漫

得点　　点
所要時間　　分　秒

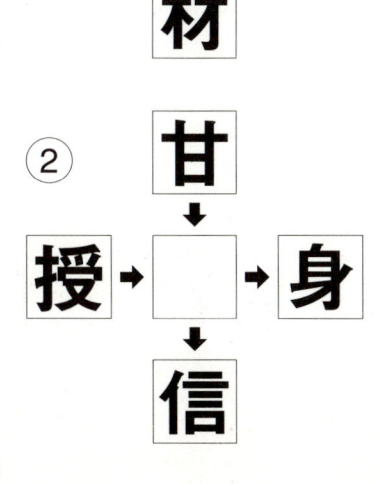

Q2 十字パズル　その4

真ん中のマスに漢字を入れて、上下左右に4個熟語ができるようにしましょう。
（目標時間4分　25点×2問＝50点満点）

① 問 → □ ← 宿 → □ → 名　↓ 材

② 甘 → □ ← 授 → □ → 身　↓ 信

得点　　点
所要時間　　分　秒

← 解答は106ページ

川島教授のお茶の間レッスン
覚えたことは全部思い出せるようになる？

全部は無理でしょう。覚えたことが多すぎます。全部は大変ですから、脳は必要なことだけを思い出すようになっています。

点やはらいに気をつけて、なるべく早くていねいに書きましょう。

5画 音ゴウ 訓— 号	5画 音— 訓さら 皿	5画 音ヒ 訓かわ 皮	5画 音ヘイ・ビョウ 訓たい(ら)・ひら 平	6画 音コウ 訓む(く) 向
号	皿	皮	平	向

6画 音シ 訓し(ぬ) 死	6画 音ジ 訓つ(ぐ)・つぎ 次	6画 音シキ 訓— 式	6画 音シュウ 訓す 州	7画 音ケツ 訓き(める) 決
死	次	式	州	決

8画 音ガン 訓きし 岸	8画 音コウ 訓さいわ(い)・しあわ(せ) 幸	8画 音シ 訓つか(う) 使	8画 音ジ 訓こと 事	8画 音ジツ 訓み・みの(る) 実
岸	幸	使	事	実

8画 音ジュ 訓う(ける) 受	8画 音チュウ 訓そそ(ぐ) 注	9画 音シ 訓ゆび・さ(す) 指	9画 音ヨウ 訓— 洋	10画 音コン 訓ね 根
受	注	指	洋	根

11画 音サイ 訓まつ(る) 祭	12画 音コウ 訓みなと 港	12画 音ショ 訓あつ(い) 暑	13画 音イ 訓— 意	13画 音フク 訓— 福
祭	港	暑	意	福

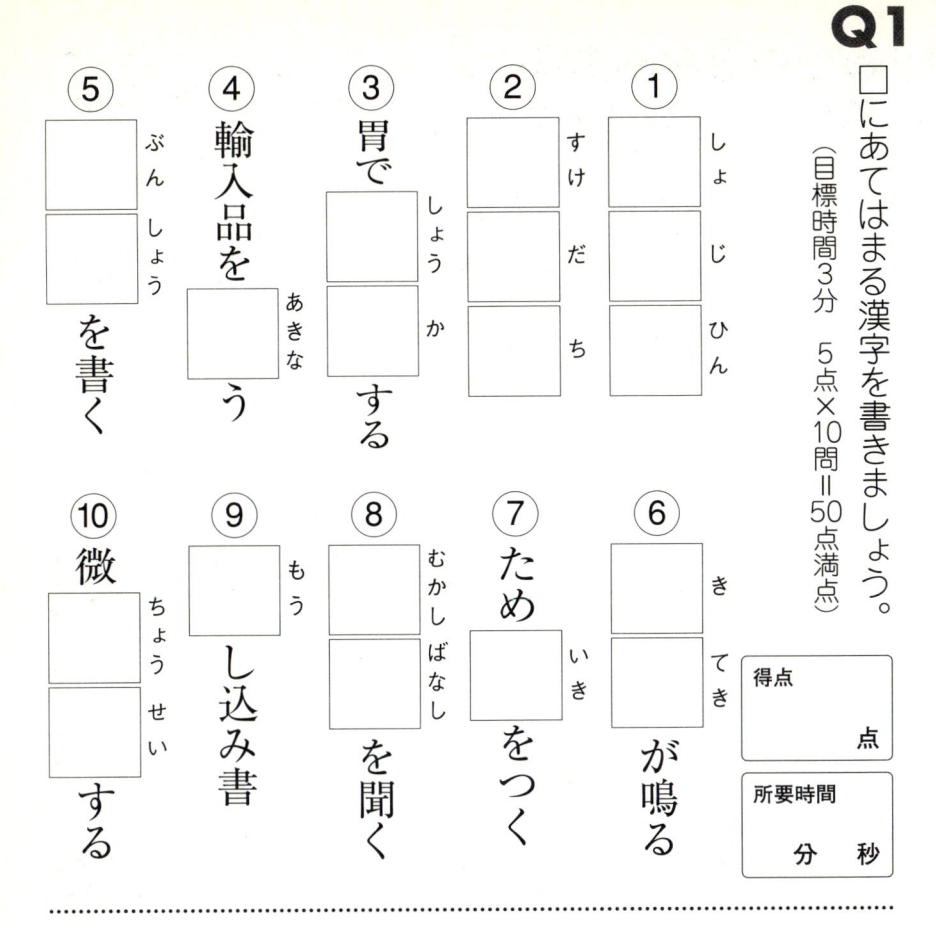

「脳力」を鍛える大人の漢字トレーニング

16日目
3年生で習う漢字⑤

月　日

合計得点　　点

Q1

□にあてはまる漢字を書きましょう。
（目標時間3分　5点×10問＝50点満点）

① しょうひん
② すけだち
③ 胃でしょうかする
④ 輸入品をあきなう
⑤ ぶんしょうを書く
⑥ きてきが鳴る
⑦ ためいきをつく
⑧ むかしばなしを聞く
⑨ もうし込み書
⑩ 微ちょうせいする

得点　　点
所要時間　　分　秒

Q2 漢字の式 その3

バラバラになった漢字を、式にあてはまるように戻して、2文字の熟語をつくりましょう。
（目標時間4分　25点×2問＝50点満点）

例題
馬＋貝＋口＋尺＝駅員

① 重＋女＋力＋台＝□□

② 斤＋信＋房＋主－訪＝□□

得点　　点
所要時間　　分　秒

解答は106ページ

川島教授のお茶の間レッスン
記憶力がいい人

記憶力がいいというのは、脳に蓄えられた情報量の多さではなく、その情報をたくさん取り出すことができるということです。

点やはらいに気をつけて、なるべく早くていねいに書きましょう。

4画 音カ・ケ 訓ば(ける) 化	5画 音シャ 訓うつ(す) 写	5画 音シン 訓もう(す) 申	6画 音シュ・ス 訓まも(る) 守	7画 音ジュウ 訓す(む) 住
化	写	申	守	住
7画 音ジョ 訓たす(ける) 助	8画 音シ 訓はじ(める) 始	8画 音シュ 訓と(る) 取	8画 音ショ 訓ところ 所	8画 音セキ 訓むかし 昔
助	始	取	所	昔
8画 音テイ・ジョウ 訓さだ(める) 定	9画 音ジ 訓も(つ) 持	9画 音タイ 訓ま(つ) 待	9画 音ヒン 訓しな 品	10画 音ショウ 訓き(える)・け(す) 消
定	持	待	品	消
10画 音ソク 訓いき 息	11画 音シュウ 訓なら(う) 習	11画 音ショウ 訓あきな(う) 商	11画 音ショウ 訓― 章	11画 音シン 訓ふか(い) 深
息	習	商	章	深
11画 音ダイ 訓― 第	11画 音テキ 訓ふえ 笛	12画 音ショク 訓う(える) 植	15画 音チョウ 訓しら(べる) 調	16画 音セイ 訓ととの(える) 整
第	笛	植	調	整

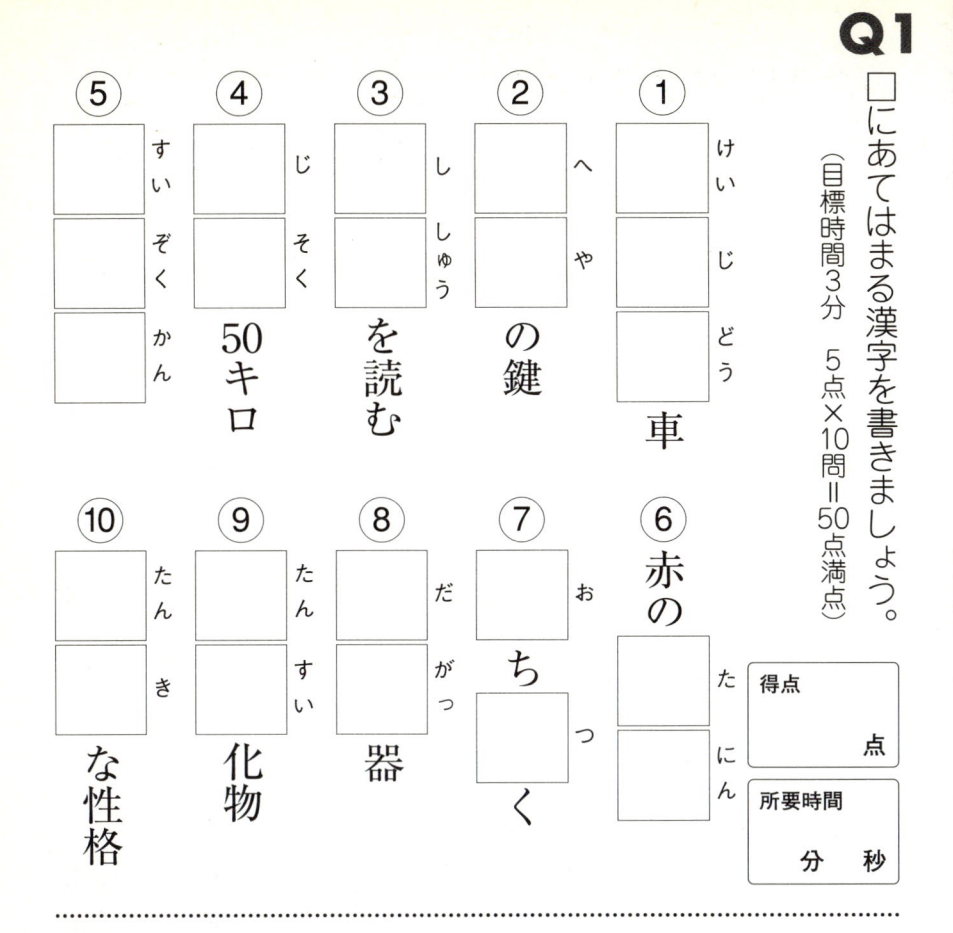

「脳力」を鍛える大人の漢字トレーニング

17日目
3年生で習う漢字⑥

月　日

合計得点　　点

Q1

□にあてはまる漢字を書きましょう。
（目標時間3分　5点×10問＝50点満点）

① けいじどう□□車
② へやの鍵　□□
③ ししゅうを読む　□□
④ じそく50キロ　□□
⑤ すいぞくかん　□□□
⑥ 赤のたにん　□□
⑦ おちつく　□□
⑧ だがっ器　□□
⑨ たんすい化物　□□
⑩ たんきな性格　□□

得点　　点
所要時間　　分　秒

Q2 漢字の式 その4

バラバラになった漢字を、式にあてはまるように戻して、2文字の熟語をつくりましょう。
（目標時間4分　25点×2問＝50点満点）

例題
馬＋貝＋ロ＋尺＝駅員

① 酒＋宋＋隼＋妃－汁－安＝□□

② 泣＋杜＋支＋軸－梓＝□□

得点　　点
所要時間　　分　秒

解答は106ページ

川島教授のお茶の間レッスン
忘れ物が多いのは脳がヘン？

忘れ物が多いから脳に異常があるとは言えません。ただし病気で脳の働きが弱まり、最近覚えたものを忘れてしまう人もいます。

点やはらいに気をつけて、なるべく早くていねいに書きましょう。

4画 音ヨ 訓— 予	5画 音タ 訓— 他	5画 音ダ 訓う(つ) 打	6画 音ユウ 訓あ(る) 有	7画 音ヘン 訓かえ(す) 返
予	他	打	有	返
8画 音フク 訓— 服	8画 音ブツ・モツ 訓もの 物	8画 音ミ 訓あじ 味	8画 音ユ 訓あぶら 油	9画 音タン 訓すみ 炭
服	物	味	油	炭
10画 音ソク 訓はや(い) 速	10画 音ハイ 訓くば(る) 配	10画 音バイ 訓— 倍	10画 音ベン 訓— 勉	11画 音ゾク 訓— 族
速	配	倍	勉	族
11画 音ドウ 訓うご(く) 動	11画 音ブ 訓— 部	11画 音モン 訓と(う) 問	12画 音ケイ 訓かる(い) 軽	12画 音シュウ 訓あつ(まる) 集
動	部	問	軽	集
12画 音タン 訓みじか(い) 短	12画 音トウ 訓ゆ 湯	12画 音ヨウ 訓— 陽	12画 音ラク 訓お(ちる) 落	13画 音シ 訓— 詩
短	湯	陽	落	詩

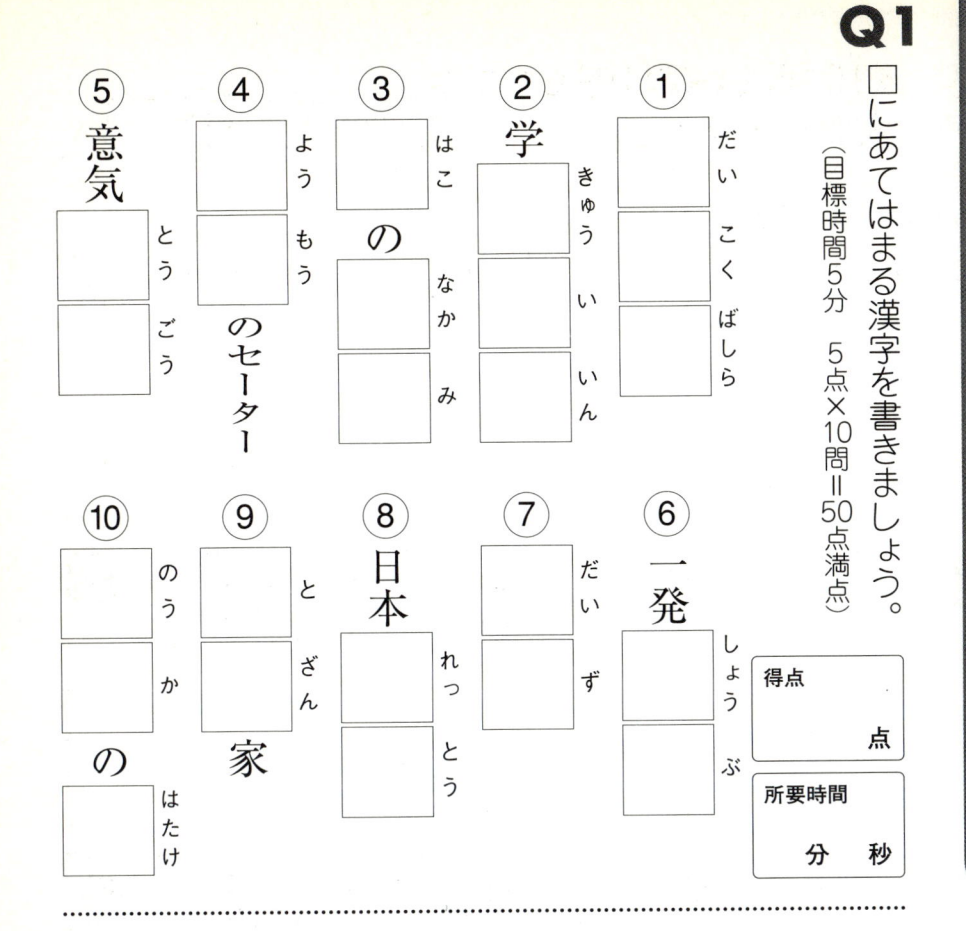

「脳力」を鍛える大人の漢字トレーニング
18日目 — 3年生で習う漢字⑦

Q1
□にあてはまる漢字を書きましょう。
（目標時間5分　5点×10問＝50点満点）

1. □（だいこくばしら）
2. 学□（きゅういん）の□（なかみ）
3. □（はこ）の□（よう）□（もう）のセーター
4. □（よう）□（もう）のセーター
5. 意気□（とう）□（ごう）
6. 一発□（しょう）□（ぶ）
7. □（だいず）
8. 日本□（れっとう）
9. □（と）□（ざん）家
10. □（のうか）の□（はたけ）

Q2 間違えたふりがな その1

[ ]にはそれぞれ3年生で習う漢字のふりがなが入っているのですが、ふりがなは入るべき漢字の別の読みになっています。例を参考に、□の中に正しい漢字を書き込んでください。
（目標時間4分　50点満点）

（例）シャボン玉がふわりふわりと上昇し、[おく][こん]を越えていった。→ 屋根

① 寒い寒いと思っていたら、軒先に[こおり][はしら]が下がっていた。□□（10点）

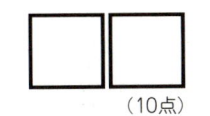

② 列車が、川を渡るための[くろがね][はし]にさしかかった。□□（10点）

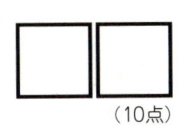

③ この人形、[など][み]大なのか。どうりで1m以上あるわけだ。□□（10点）

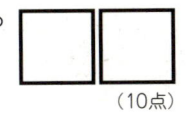

④ 私も昔は[かみ][わらべ]と呼ばれたりしましたが、今じゃただの人ですよ。□□（20点）

解答は106ページ

川島教授のお茶の間レッスン
記憶力は年と共に衰える？

人の顔や名前を思い出す力が衰えたと感じる人が多いのですが、記憶を思い出す回路は、筋肉と同じで使えば使うほど鍛えられます。

点やはらいに気をつけて、なるべく早くていねいに書きましょう。

5画 音ヒョウ 訓こおり 氷	6画 音ヨウ 訓ひつじ 羊	6画 音レツ 訓— 列	7画 音シン 訓み 身	7画 音トウ 訓な(げる) 投
氷	羊	列	身	投
7画 音トウ・ズ 訓まめ 豆	8画 音イ 訓— 委	9画 音キュウ 訓— 級	9画 音ケイ 訓かか(る)・かかり 係	9画 音シン・ジン 訓かみ 神
豆	委	級	係	神
9画 音チュウ 訓はしら 柱	9画 音— 訓はた・はたけ 畑	9画 音フ 訓ま(ける)・お(う) 負	10画 音イン 訓— 員	10画 音トウ 訓しま 島
柱	畑	負	員	島
10画 音リュウ 訓なが(れる) 流	12画 音ショウ 訓か(つ) 勝	12画 音トウ・ト 訓のぼ(る) 登	12画 音トウ 訓ひと(しい) 等	12画 音ドウ 訓わらべ 童
流	勝	登	等	童
13画 音テツ 訓— 鉄	13画 音ノウ 訓— 農	14画 音ヨウ 訓さま 様	15画 音— 訓はこ 箱	16画 音キョウ 訓はし 橋
鉄	農	様	箱	橋

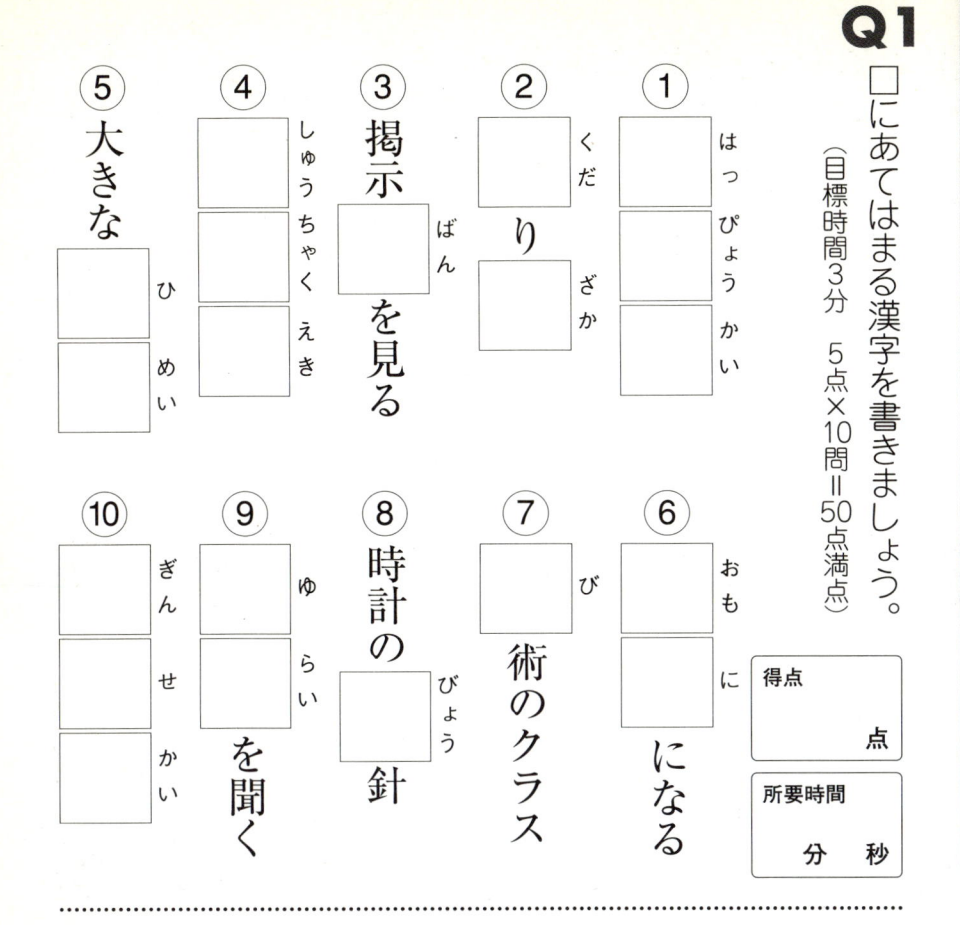

「脳力」を鍛える大人の漢字トレーニング

19日目 3年生で習う漢字⑧

月 日

合計得点 点

Q1

□にあてはまる漢字を書きましょう。

(目標時間3分　5点×10問＝50点満点)

1. はっぴょうかい
2. くだ り ざか
3. 掲示 ばん を見る
4. しゅうちゃくえき
5. 大きな ひめい
6. おも になる
7. び 術のクラス
8. 時計の びょう 針
9. ゆらい を聞く
10. ぎんせかい

得点 点
所要時間 分 秒

Q2 間違えたふりがな その2

［ ］にはそれぞれ3年生で習う漢字のふりがなが入っているのですが、ふりがなは入るべき漢字の別の読みになっています。例を参考に、□の中に正しい漢字を書き込んでください。

(目標時間4分　50点満点)

(例) シャボン玉がふわりふわりと上昇し、［おく］［こん］を越えていった。→ 屋根

① あの選手が引退して、いよいよこのチームも［よ］［よ］交代だな。(10点)

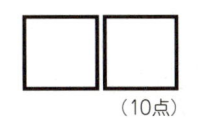

② その件につきましては、［ちょう］［じゅう］にお断りさせていただきます。(10点)

③ あの事件の［ま］［あい］は、まったくもって驚くべきものだった。(10点)

④ 退屈な［つい］［わざ］式が終わった。やっと休みだ。(20点)

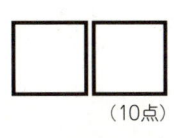

所要時間 分 秒　得点 点

川島教授のお茶の間レッスン
顔はわかっても名前が思い出せない！①

名前を聞くと「そうそう！」と思い出せるのは、忘れたのではなく、脳のどこかに記憶された名前を引っ張り出せなかったからです。

点やはらいに気をつけて、なるべく早くていねいに書きましょう。

2画 音チョウ・テイ 訓—	5画 音セイ・セ 訓よ	5画 音ダイ・タイ 訓か(わる)・よ	5画 音ユ・ユウ 訓よし	6画 音リョウ 訓—
丁	世	代	由	両
7画 音ハン 訓さか	8画 音ハン・バン 訓いた	8画 音ヒョウ 訓おもて・あらわ(す)	9画 音カイ 訓—	9画 音ジュウ・チョウ 訓おも(い)・かさ(なる)
坂	板	表	界	重
9画 音ソウ 訓あい	9画 音ハツ 訓—	9画 音ビ 訓うつく(しい)	9画 音ビョウ 訓—	10画 音カ 訓に
相	発	美	秒	荷
10画 音シン 訓ま	10画 音リョ 訓たび	11画 音シュウ 訓お(わる)	12画 音チャク 訓き(る)・つ(く)	12画 音ヒ 訓かな(しい)
真	旅	終	着	悲
13画 音ギョウ 訓わざ	13画 音ロ 訓じ	14画 音エキ 訓—	14画 音ギン 訓—	14画 音レン 訓ね(る)
業	路	駅	銀	練

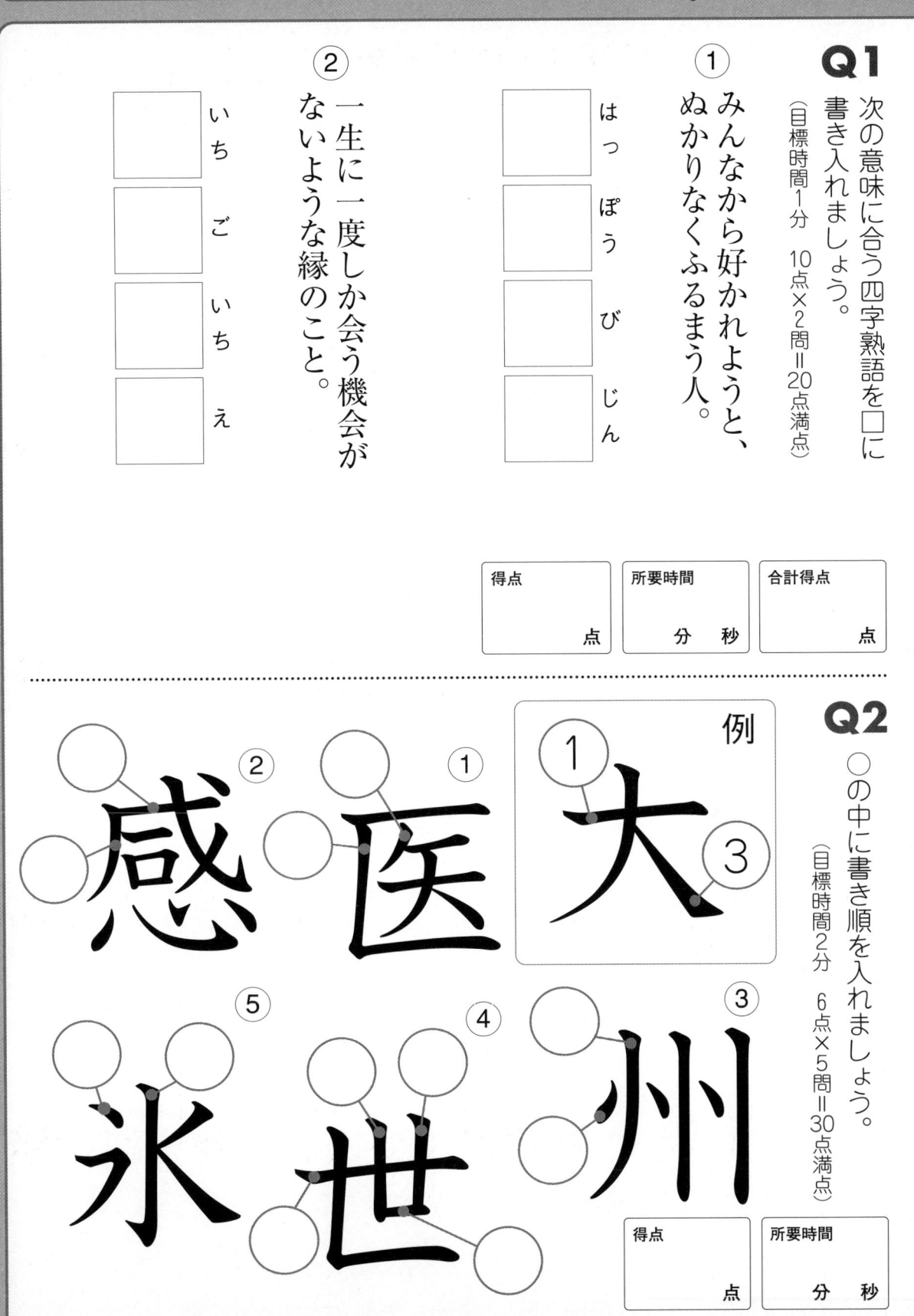

「脳力」を鍛える 3年漢字おさらいテスト

→ 解答は107ページ

Q1
次の意味に合う四字熟語を□に書き入れましょう。
（目標時間1分　10点×2問＝20点満点）

① みんなから好かれようと、ぬかりなくふるまう人。
　はっぽうびじん
　□□□□

② 一生に一度しか会う機会がないような縁のこと。
　いちごいちえ
　□□□□

得点　　点　　所要時間　　分　秒　　合計得点　　点

Q2
○の中に書き順を入れましょう。
（目標時間2分　6点×5問＝30点満点）

例）大（①→③）

① 医
② 感
③ 州
④ 世
⑤ 氷

得点　　点　　所要時間　　分　秒

← 48ページへ続く

Q3

次のヒントを読んであてはまる漢字を入れましょう。
（目標時間3分　5点×10問＝50点満点）

得点　　　点

所要時間　　分　秒

① ケガをすると出る赤い液体は？

② 笑う門に来るものは？

③ 海辺で船が停まるところは？

④ 温かい水は？

⑤ 上ったり下ったりする道は？

⑥ ジェットコースターがある場所は？

⑦ 気をつけること。飛び出し○○！

⑧ 背の高さのことを何という？

⑨ お赤飯の米に混ざっているつぶつぶは？

⑩ カメラでうつしたものは？

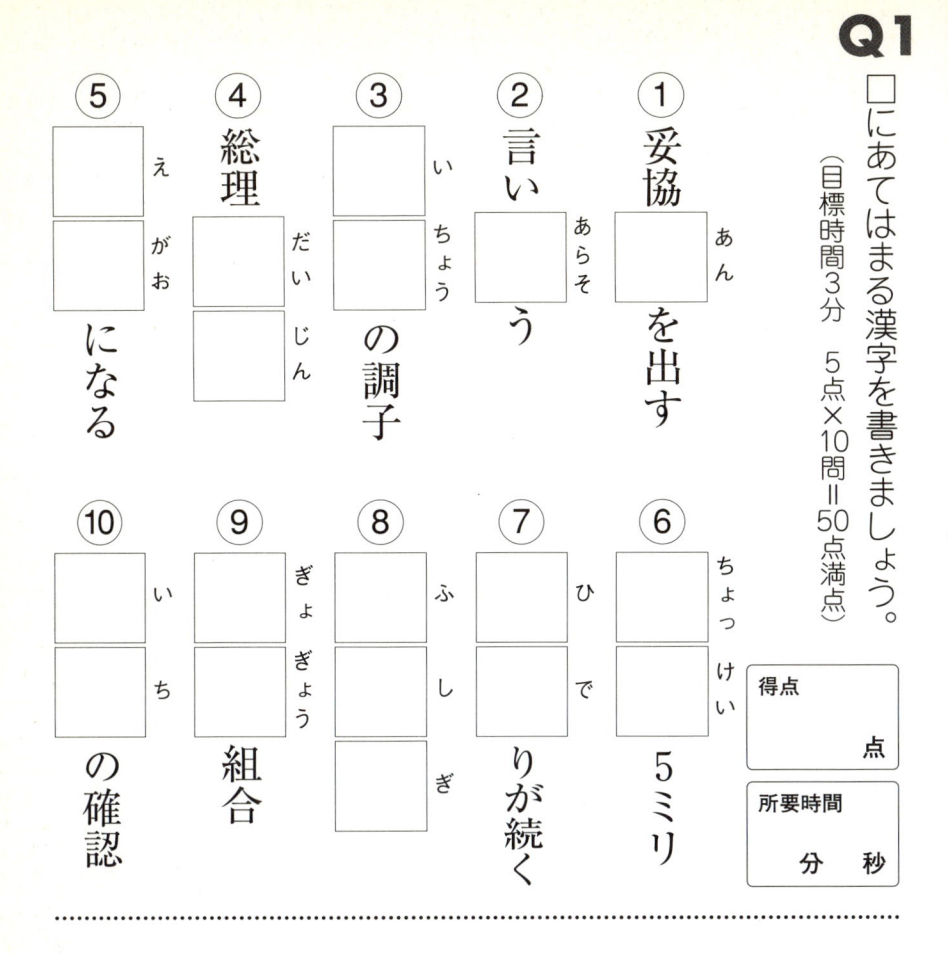

「脳力」を鍛える大人の漢字トレーニング

20日目 — 4年生で習う漢字①

月　日
合計得点　　点

Q1

□にあてはまる漢字を書きましょう。
（目標時間3分　5点×10問＝50点満点）

① 妥協□（あん）を出す
② 言い□（あらそ）う
③ □（いちょう）の調子
④ 総理□（だいじん）
⑤ □（えがお）になる
⑥ □（ちょっけい）5ミリ
⑦ □（ひで）りが続く
⑧ □（ふしぎ）
⑨ □（ぎょぎょう）組合
⑩ □（いち）の確認

得点　　点
所要時間　　分　秒

Q2　ミクロ その4

2×2の小さいクロスワードです。答えは4年生で習う漢字が入ります。
（目標時間4分　25点×2問＝50点満点）

①

1	3
2	

- ヨコの1　いい土地だけど買い物が――そうね
- ヨコの2　いくさに勝って――品をぶんどった
- タテの1　相手が棄権して――勝で勝っちゃった
- タテの3　土地を探すなら通勤に――な所がいいな

②

1	3
2	

- ヨコの1　ハブと違ってアオダイショウは
- ヨコの2　傷つけてあやめること
- タテの1　見るも――に砕け散った
- タテの3　白雪姫の継母がたくらんだ

得点　　点
所要時間　　分　秒

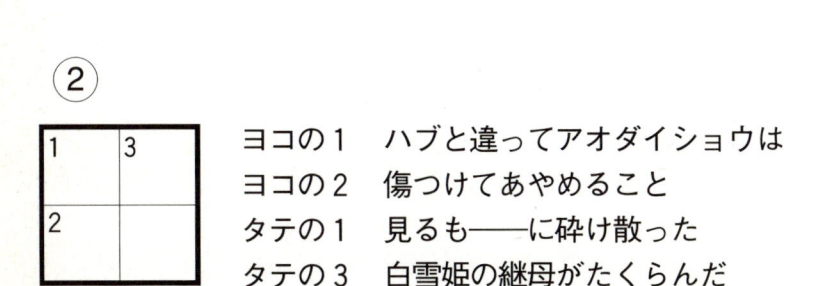

川島教授のお茶の間レッスン
顔はわかっても名前が思い出せない！②

顔は映像の場所に、名前は文字の場所に、声は聴覚の場所に、と各要素は脳の中のそれぞれ決まった領域に保存されるからです。

点やはらいに気をつけて、なるべく早くていねいに書きましょう。

4画 音フ・ブ 訓―	不	6画 音カク 訓おのおの	各	6画 音ソウ 訓あらそ(う)	争	7画 音イ 訓くらい	位	7画 音シン・ジン 訓―	臣
7画 音リ 訓き(く)	利	8画 音エイ 訓―	英	8画 音ガ 訓め	芽	8画 音ケイ 訓―	径	8画 音ドク 訓―	毒
9画 音イ 訓―	胃	9画 音ベン・ビン 訓たよ(り)	便	10画 音アン 訓―	案	10画 音ガイ 訓―	害	10画 音サツ 訓ころ(す)	殺
10画 音ザン 訓のこ(る)	残	10画 音ショウ 訓わら(う)	笑	12画 音ガイ 訓まち	街	12画 音ム・ブ 訓な(い)	無	13画 音ショウ 訓て(る)	照
13画 音セン 訓たたか(う)	戦	13画 音チ 訓お(く)	置	13画 音チョウ 訓―	腸	14画 音ギョ・リョウ 訓―	漁	20画 音ギ 訓―	議

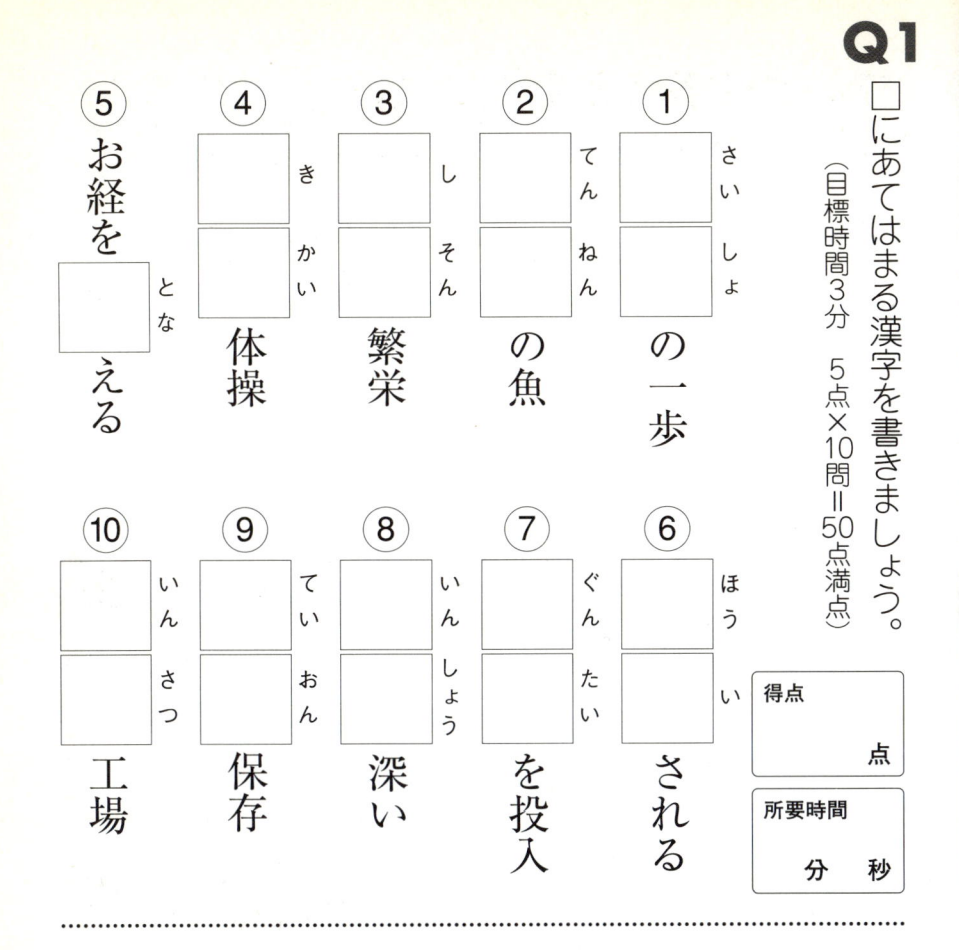

「脳力」を鍛える大人の漢字トレーニング

21日目 — 4年生で習う漢字②

月　日

Q1

□にあてはまる漢字を書きましょう。
（目標時間3分　5点×10問＝50点満点）

① さい／しょ　□□の一歩
② てん／ねん　□□の魚
③ し／そん　□□繁栄
④ き／かい　□□体操
⑤ となえる　お経を□える
⑥ ほう／い　□□される
⑦ ぐん／たい　□□を投入
⑧ いん／しょう　□□深い
⑨ てい／おん　□□保存
⑩ いん／さつ　□□工場

Q2 どんな熟語？ その1

ある熟語の読みと、その漢字に使われている部品の一部が明かされています。これをヒントに、元の熟語を当てましょう。
（目標時間4分　50点満点）

例　きせつ　子竹 → 季節

① かんぐん　宀車 → □□（10点）
② きりょう　口日 → □□（10点）
③ さいてい　日氏 → □□（10点）
④ ねったい　土巾 → □□（20点）

川島教授のお茶の間レッスン
何かをしようとして途中で忘れてしまう

ふとした瞬間に忘れてしまうのは、長い間覚えておく必要のない短期記憶の領域がいっぱいになって新しい情報が入らないからです。

点やはらいに気をつけて、なるべく早くていねいに書きましょう。

5画 音ホウ 訓つつ(む) 包	6画 音イン 訓しるし 印	7画 音イ 訓かこ(む) 囲	7画 音ショ 訓はじ(め)・はつ 初	7画 音テイ 訓ひく(い) 低
8画 音カン 訓— 官	8画 音キ 訓— 季	8画 音サツ 訓す(る) 刷	9画 音キ 訓— 紀	9画 音グン 訓— 軍
10画 音ソン 訓まご 孫	10画 音タイ 訓お(びる)・おび 帯	11画 音カイ 訓— 械	11画 音ショウ 訓とな(える) 唱	12画 音カク 訓おぼ(える)・さ(ます) 覚
12画 音サイ 訓もっと(も) 最	12画 音ショウ・ゾウ 訓— 象	12画 音ゼン・ネン 訓— 然	12画 音タイ 訓— 隊	12画 音リョウ 訓はか(る) 量
14画 音カン 訓くだ 管	14画 音カン 訓せき 関	15画 音キ 訓うつわ 器	15画 音ネツ 訓あつ(い) 熱	18画 音カン 訓— 観

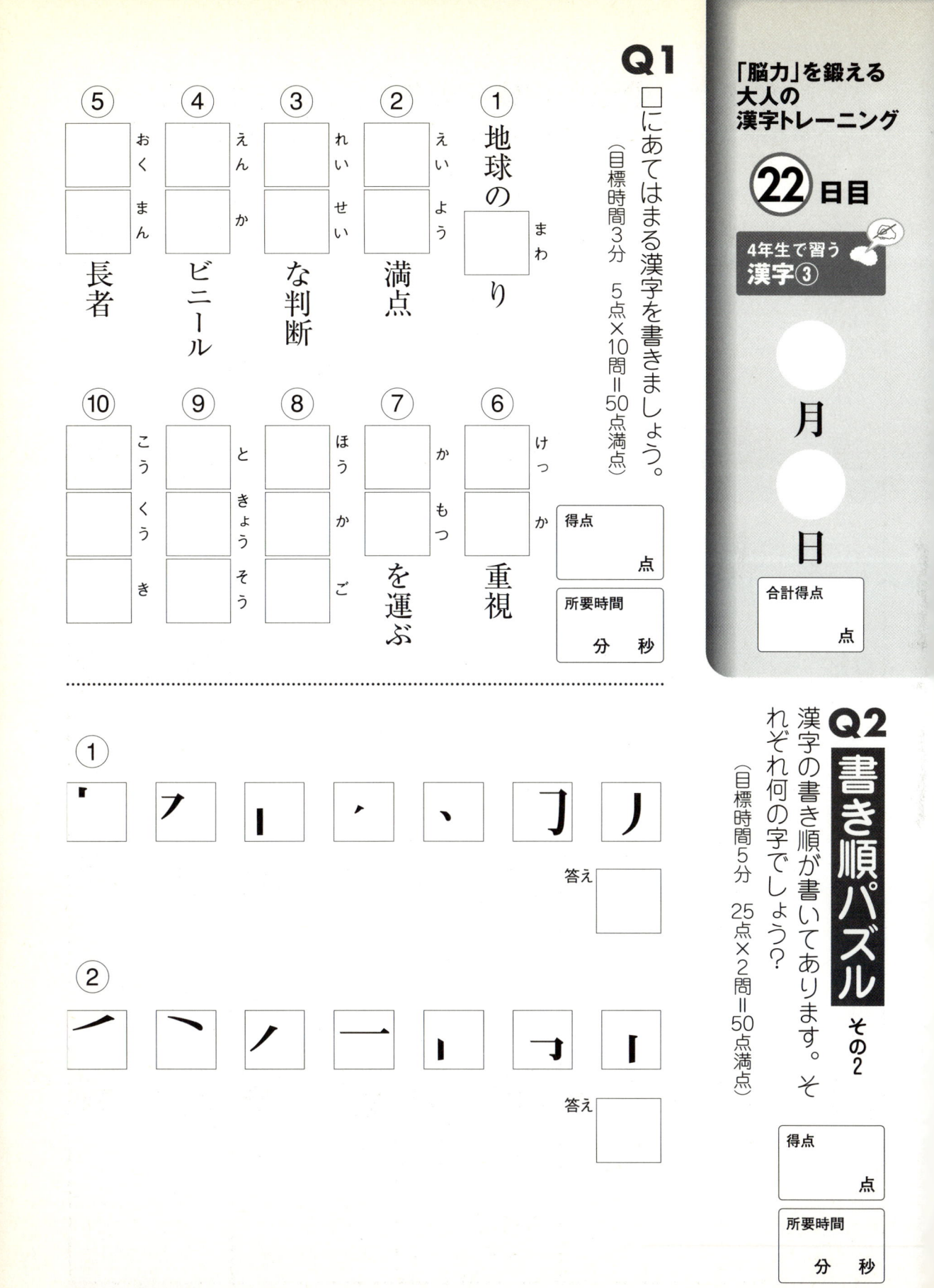

22日目 「脳力」を鍛える大人の漢字トレーニング
4年生で習う 漢字③

月 日

Q1

□にあてはまる漢字を書きましょう。
（目標時間3分　5点×10問＝50点満点）

① 地球の□（まわ）り
② □（えいよう）満点
③ □（れいせい）な判断
④ □（えんか）ビニール
⑤ □（おくまん）長者
⑥ □（けっか）重視
⑦ □（かもつ）を運ぶ
⑧ □（ほうかご）
⑨ □（ときょうそう）
⑩ □（こうくうき）

Q2 書き順パズル その2

漢字の書き順が書いてあります。それぞれ何の字でしょう？
（目標時間5分　25点×2問＝50点満点）

① 答え □

② 答え □

解答は107ページ

川島教授のお茶の間レッスン
なぜ年をとると忘れっぽくなる？

年をとって脳に蓄積された情報量が多くなると、その中から必要なものを探し出すのが難しく、あきらめてしまうことが多くなります。

点やはらいに気をつけて、なるべく早くていねいに書きましょう。

6画 音キョウ 訓とも 共	7画 音キ 訓— 希	7画 音キュウ 訓もと(める) 求	7画 音レイ 訓つめ(たい)・ひ(える) 冷	8画 音カ 訓は(たす) 果
共	希	求	冷	果
8画 音キュウ 訓な(く) 泣	8画 音キョウ 訓— 協	8画 音シュウ 訓まわ(り) 周	9画 音エイ 訓さか(える) 栄	10画 音クン 訓— 訓
泣	協	周	栄	訓
10画 音グン 訓— 郡	10画 音コウ 訓— 航	10画 音ト 訓— 徒	11画 音カ 訓— 貨	12画 音キ 訓よろこ(ぶ) 喜
郡	航	徒	貨	喜
12画 音ケイ 訓— 景	12画 音ケツ 訓むす(ぶ) 結	13画 音エン 訓しお 塩	14画 音セイ 訓しず(か) 静	15画 音オク 訓— 億
景	結	塩	静	億
15画 音カ 訓— 課	15画 音ヨウ 訓やしな(う) 養	16画 音キ 訓はた 機	19画 音キョウ 訓かがみ 鏡	20画 音キョウ・ケイ 訓きそ(う)・せ(る) 競
課	養	機	鏡	競

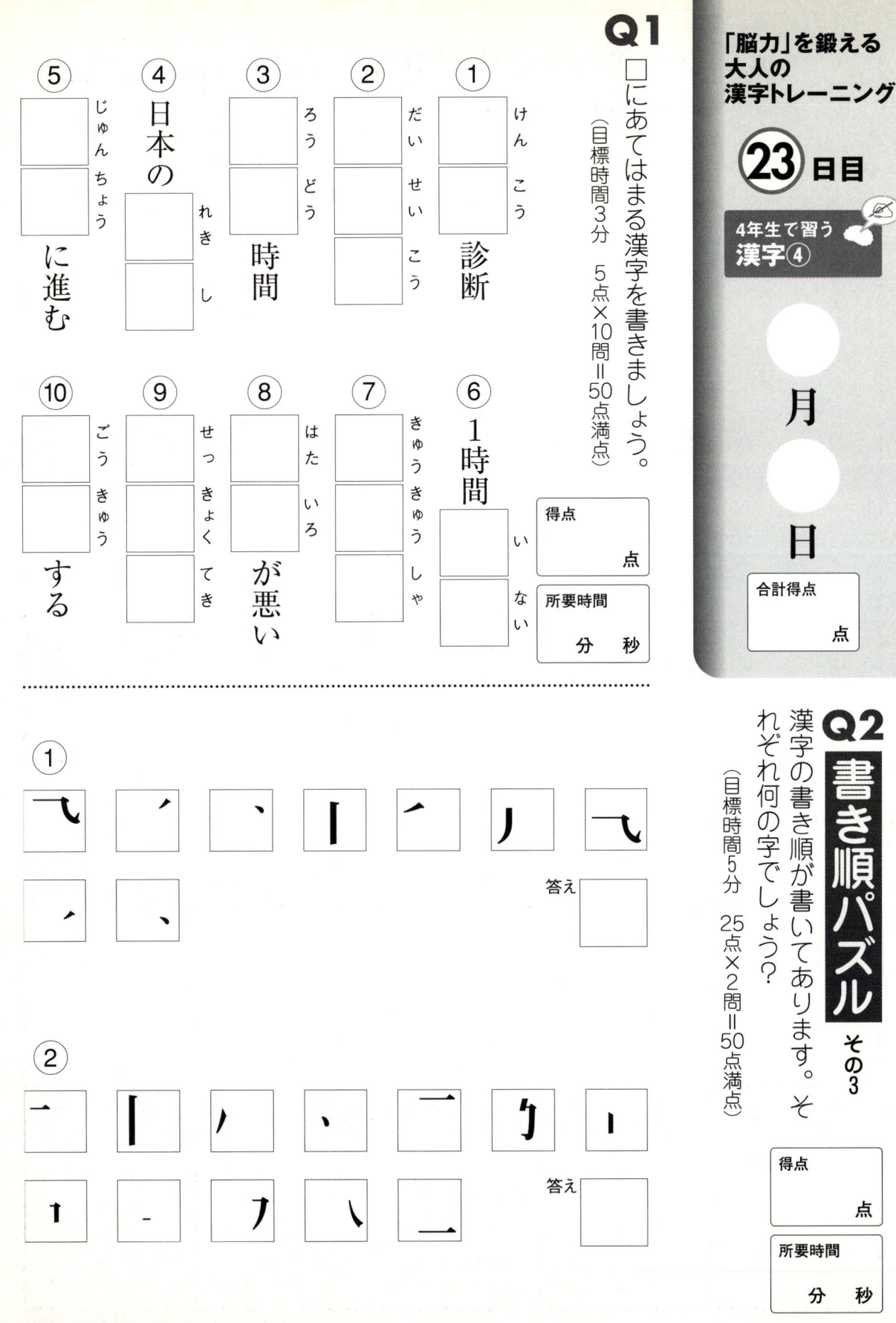

「脳力」を鍛える大人の漢字トレーニング

23日目

4年生で習う漢字④

月　日

合計得点　点

Q1

□にあてはまる漢字を書きましょう。
（目標時間3分　5点×10問＝50点満点）

① けんこう　診断
② だいせいこう
③ ろうどう　時間
④ 日本の　れきし
⑤ じゅんちょう　に進む
⑥ 1時間　きゅうきゅうしゃ　いない
⑦ きゅうきゅうしゃ
⑧ はたいろ　が悪い
⑨ せっきょくてき
⑩ ごうきゅう　する

得点　点
所要時間　分　秒

Q2 書き順パズル その3

漢字の書き順が書いてあります。それぞれ何の字でしょう？
（目標時間5分　25点×2問＝50点満点）

① 答え □
② 答え □

得点　点
所要時間　分　秒

解答は107ページ

川島教授のお茶の間レッスン
忘れ物をしないようにするには？

「忘れ物をしないぞ！」という意志によって前頭前野は強く働くようになります。持って行く物をメモしておく習慣をつけましょう。

点やはらいに気をつけて、なるべく早くていねいに書きましょう。

4画 音ケツ 訓か(ける) 欠	5画 音イ 訓— 以	5画 音コウ 訓— 功	5画 音シ 訓— 史	6画 音コウ 訓この(む)・す(く) 好
欠	以	功	史	好
6画 音セイ 訓な(る) 成	7画 音ゲイ 訓— 芸	7画 音コク 訓つ(げる) 告	7画 音ザイ 訓— 材	7画 音ロウ 訓— 労
成	芸	告	材	労
8画 音コ 訓かた(める) 固	9画 音ケン 訓た(てる) 建	9画 音ヒ 訓と(ぶ) 飛	10画 音コウ 訓そうろう 候	10画 音サ 訓さ(す) 差
固	建	飛	候	差
11画 音キュウ 訓すく(う) 救	11画 音ケン 訓すこ(やか) 健	11画 音コウ 訓— 康	12画 音キョク 訓きわ(める) 極	12画 音ジュン 訓— 順
救	健	康	極	順
13画 音ドウ 訓はたら(く) 働	14画 音キ 訓はた 旗	14画 音レキ 訓— 歴	16画 音セキ 訓つ(む) 積	18画 音ケン 訓— 験
働	旗	歴	積	験

「脳力」を鍛える大人の漢字トレーニング

24日目 4年生で習う漢字⑤

月 日

合計得点　　点

Q1

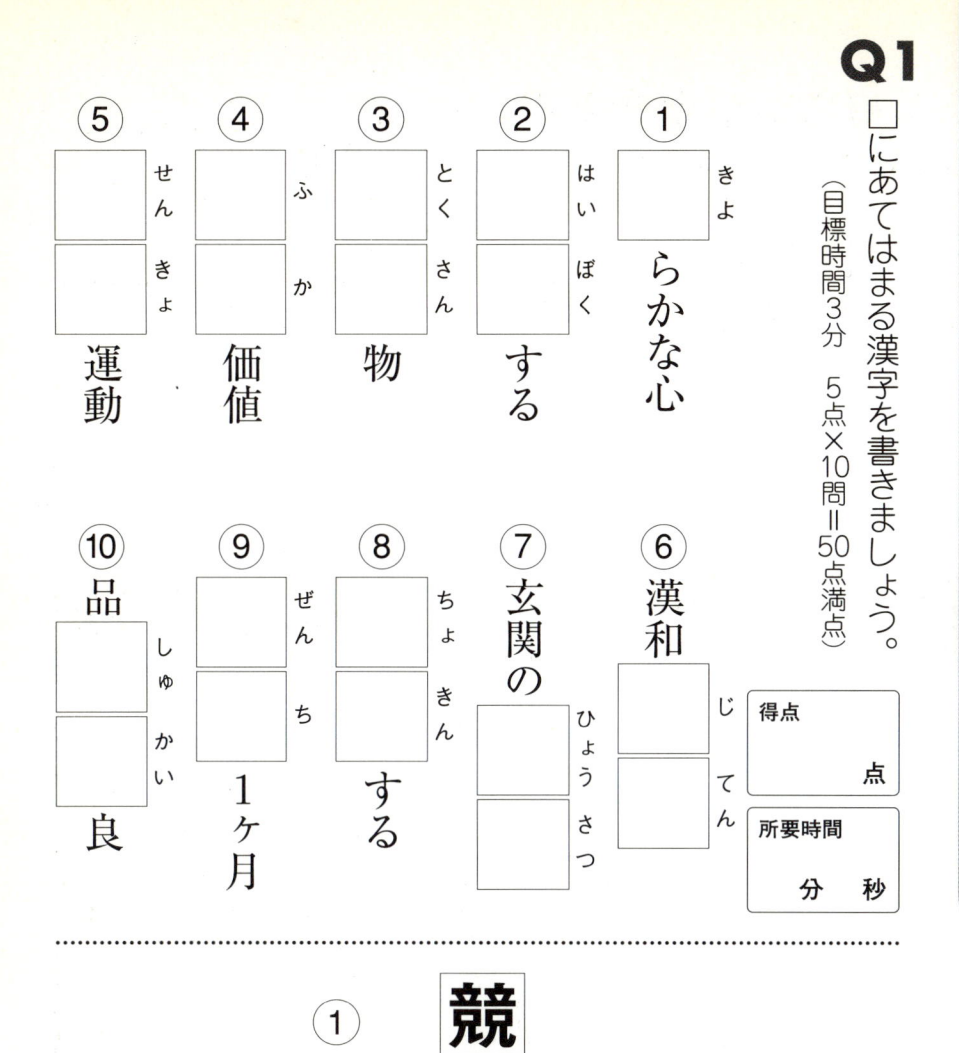

□にあてはまる漢字を書きましょう。

（目標時間3分　5点×10問＝50点満点）

① きよ らかな心
② はいぼく する
③ とくさん 物
④ ふか 価値
⑤ せんきょ 運動
⑥ 漢和 じてん
⑦ 玄関の ひょうさつ
⑧ ちょきん する
⑨ ぜんち 1ヶ月
⑩ 品 しゅかい 良

得点　　点
所要時間　　分　秒

Q2 十字パズル その5

真ん中のマスに漢字を入れて、上下左右に4個熟語ができるようにしましょう。

（目標時間4分　25点×2問＝50点満点）

①
競
↓
車→□→唱
↓
島

②
改
↓
標→□→幌
↓
束

得点　　点
所要時間　　分　秒

← 解答は107ページ

川島教授のお茶の間レッスン
物忘れは直らない？

脳にとって「覚える」ことと「思い出す」ことは全く別の作業です。覚えようとするばかりでなく、思い出す訓練も重要です。

点やはらいに気をつけて、なるべく早くていねいに書きましょう。

3画 音シ 訓—	4画 音シ 訓うじ	5画 音カ 訓くわ(える)	5画 音サツ 訓ふだ	5画 音シ 訓—
士	氏	加	札	司
士	氏	加	札	司

5画 音フ 訓つ(ける)	7画 音カイ 訓あらた(める)	7画 音ジ 訓—	8画 音サン 訓まい(る)	8画 音ジ・チ 訓おさ(める)・なお(る)
付	改	児	参	治
付	改	児	参	治

8画 音テン 訓—	9画 音サク 訓—	10画 音キョ 訓あ(げる)	10画 音トク 訓—	11画 音サン 訓う(む)
典	昨	挙	特	産
典	昨	挙	特	産

11画 音セイ 訓きよ(い)	11画 音ハイ 訓やぶ(れる)	12画 音サン 訓ち(る)	12画 音チョ 訓—	13画 音シ 訓こころ(みる)
清	敗	散	貯	試
清	敗	散	貯	試

13画 音ジ 訓や(める)	14画 音サツ 訓—	14画 音シュ 訓たね	15画 音セン 訓えら(ぶ)	15画 音リン 訓わ
辞	察	種	選	輪
辞	察	種	選	輪

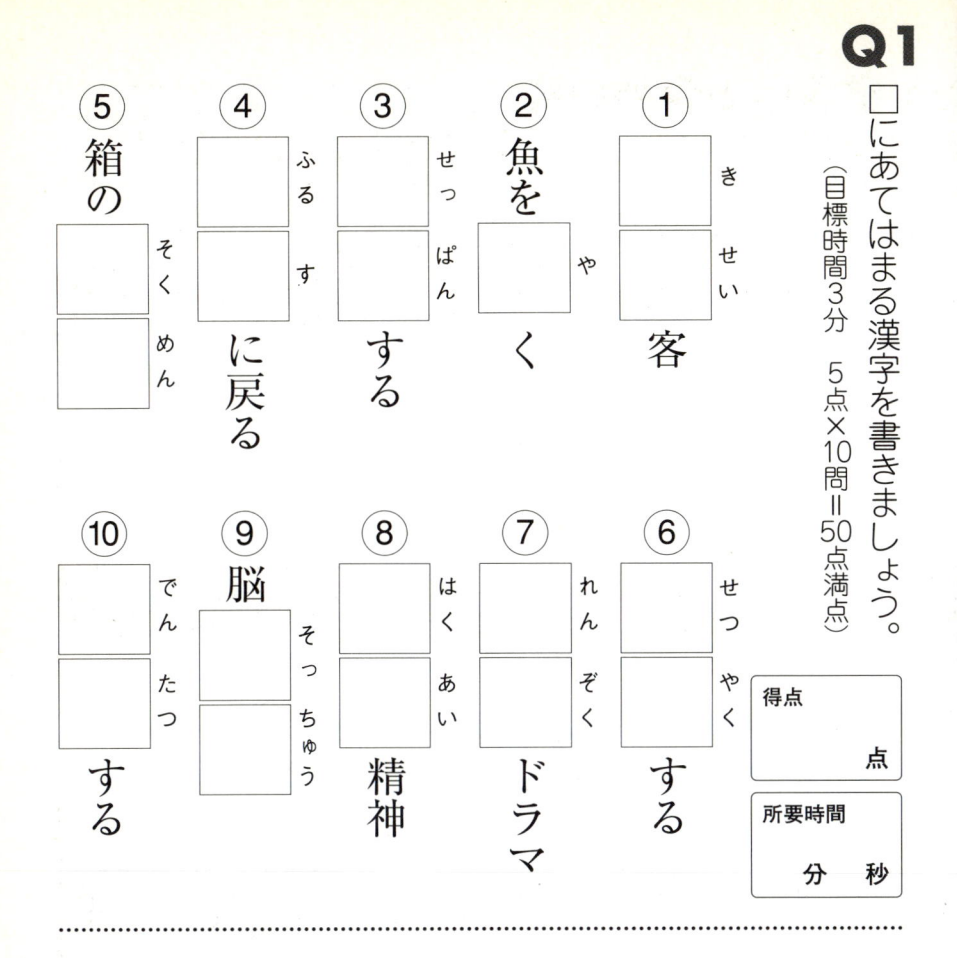

「脳力」を鍛える大人の漢字トレーニング

25日目

4年生で習う漢字⑥

月 日

合計得点 ／点

Q1

□にあてはまる漢字を書きましょう。

（目標時間3分　5点×10問＝50点満点）

① きせい　客
② 魚を　やく
③ せっぱん　する
④ ふるす　に戻る
⑤ 箱の　そくめん
⑥ せつやく　する
⑦ れんぞく　ドラマ
⑧ はくあい　精神
⑨ 脳　そっちゅう
⑩ でんたつ　する

得点 ／点
所要時間 　分　秒

Q2　十字パズル　その6

真ん中のマスに漢字を入れて、上下左右に4個熟語ができるようにしましょう。

（目標時間4分　25点×2問＝50点満点）

① 野 → □ → 箸
　　白 → □ → 箸
　　　　↓
　　　　園

② 熱
　最 → □ → 情
　　　　↓
　　　　娘

得点 ／点
所要時間 　分　秒

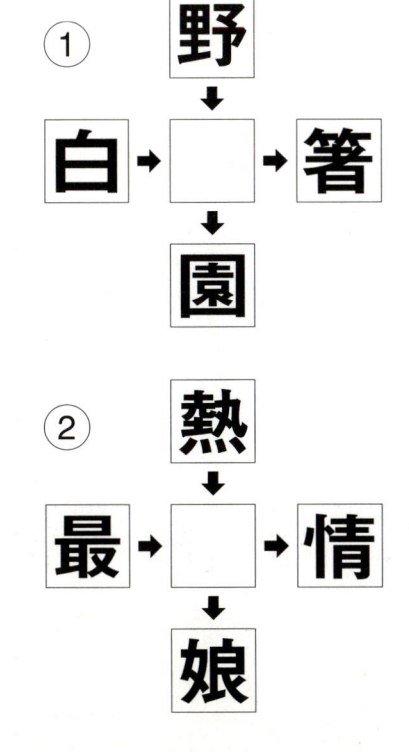

川島教授のお茶の間レッスン
まだ30代なのに物忘れが多い

携帯電話やパソコンの普及で、昔ほど頭を使って覚えることがなくなった現代では、年齢に関係なく物忘れ現象が増えています。

点やはらいに気をつけて、なるべく早くていねいに書きましょう。

5画 音シツ 訓うしな(う) 失	6画 音デン 訓つた(わる) 伝	7画 音セツ 訓お(る)・おり 折	7画 音ソク 訓たば 束	8画 音ショウ 訓まつ 松
失	伝	折	束	松
8画 音ソツ 訓— 卒	9画 音シン 訓— 信	9画 音セイ・ショウ 訓はぶ(く) 省	9画 音セン 訓あさ(い) 浅	9画 音ヤク 訓— 約
卒	信	省	浅	約
10画 音シャク 訓か(りる) 借	10画 音セキ 訓— 席	10画 音ソウ 訓くら 倉	10画 音レン 訓つら(なる)・つ(れる) 連	11画 音サイ 訓な 菜
借	席	倉	連	菜
11画 音ソウ 訓す 巣	11画 音ソク 訓かわ 側	12画 音ショウ 訓や(く) 焼	12画 音タツ 訓— 達	12画 音ハク 訓— 博
巣	側	焼	達	博
13画 音アイ 訓— 愛	13画 音セツ 訓ふし 節	13画 音ゾク 訓つづ(く) 続	14画 音セツ 訓と(く) 説	15画 音ショウ 訓— 賞
愛	節	続	説	賞

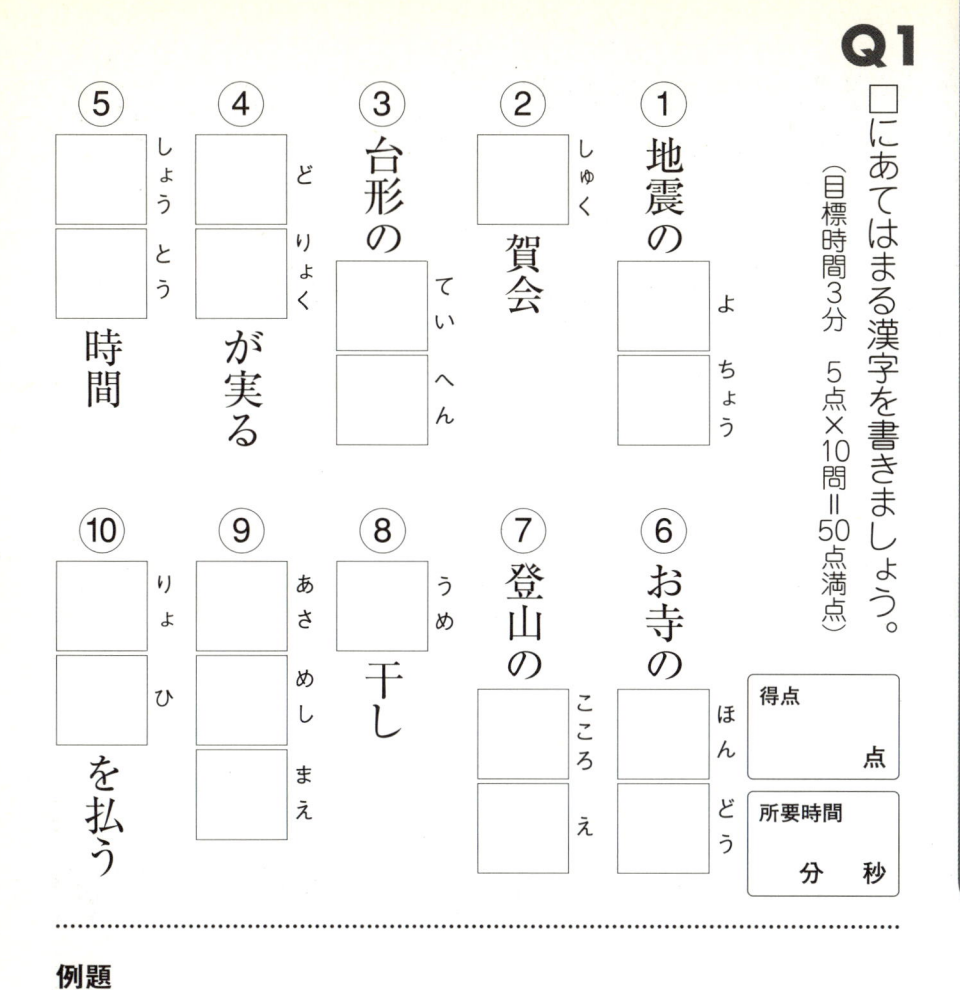

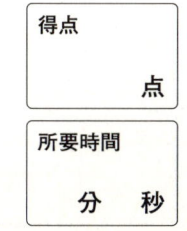

「脳力」を鍛える大人の漢字トレーニング

26日目
4年生で習う漢字⑦

月　日

合計得点　点

Q1
□にあてはまる漢字を書きましょう。
（目標時間3分　5点×10問＝50点満点）

① 地震の□（よちょう）
② □賀会（しゅく）
③ 台形の□□（ていへん）
④ □□が実る（どりょく）
⑤ □□時間（しょうとう）
⑥ お寺の□□（ほんどう）
⑦ 登山の□（こころえ）
⑧ 干し□（うめ）
⑨ □□（あさめしまえ）
⑩ □□を払う（りょひ）

得点　点
所要時間　分　秒

Q2 漢字の式 その5

バラバラになった漢字を、式にあてはまるように戻して、2文字の熟語をつくりましょう。
（目標時間4分　25点×2問＝50点満点）

例題　馬＋貝＋口＋尺＝駅員

① 心＋今＋頁＋原＝□□

② 亡＋女＋王＋月＋西＝□□

得点　点
所要時間　分　秒

解答は108ページ

川島教授のお茶の間レッスン
酔っ払って記憶をなくすのはなぜ？

ほろ酔い加減であれば脳は活発に働きますが、それ以上飲むと脳は働かなくなります。飲み続けると徐々に脳細胞が萎縮してしまいます。

点やはらいに気をつけて、なるべく早くていねいに書きましょう。

4画	音フ・フウ / 訓おっと	夫
5画	音ヘン / 訓あた(り)・べ	辺
6画	音チュウ / 訓なか	仲
6画	音チョウ / 訓きざ(す)	兆
6画	音トウ / 訓ひ	灯
7画	音ド / 訓つと(める)	努
7画	音ヘイ・ヒョウ / 訓―	兵
7画	音ベツ / 訓わか(れる)	別
8画	音テイ / 訓そこ	底
8画	音テキ / 訓まと	的
8画	音ネン / 訓―	念
8画	音フ / 訓―	府
9画	音シュク / 訓いわ(う)	祝
9画	音タン / 訓―	単
9画	音ヨウ / 訓い(る)	要
10画	音バイ / 訓うめ	梅
11画	音テイ / 訓―	停
11画	音ドウ / 訓―	堂
11画	音トク / 訓え(る)	得
11画	音ヒョウ / 訓―	票
11画	音ボウ・モウ / 訓のぞ(む)	望
12画	音ハン / 訓めし	飯
12画	音ヒ / 訓つい(やす)	費
15画	音ヒョウ / 訓―	標
19画	音ガン / 訓ねが(う)	願

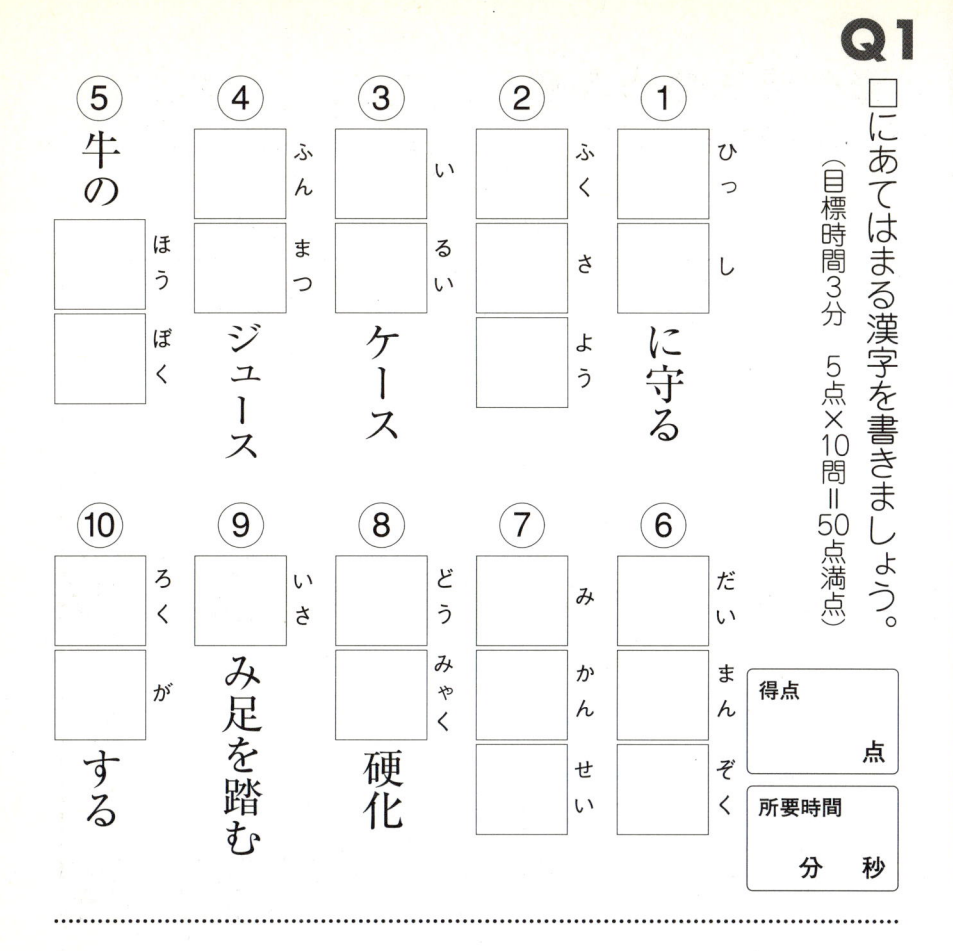

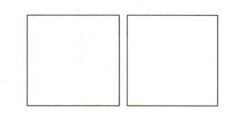

「脳力」を鍛える大人の漢字トレーニング

27日目
4年生で習う漢字⑧

月　日

合計得点　　点

Q1
□にあてはまる漢字を書きましょう。
（目標時間3分　5点×10問＝50点満点）

① ひっし　に守る
② ふくさよう
③ いるい　ケース
④ ふんまつ　ジュース
⑤ 牛の　ほうぼく
⑥ だいまんぞく
⑦ みかんせい
⑧ どうみゃく　硬化
⑨ いさみ足を踏む
⑩ ろくが　する

得点　　点
所要時間　　分　秒

Q2 漢字の式 その6

バラバラになった漢字を、式にあてはまるように戻して、2文字の熟語をつくりましょう。
（目標時間4分　25点×2問＝50点満点）

例題
馬＋貝＋口＋尺＝駅員

① 大＋土＋米＋刑＋頁＝□□

② 糸＋斗＋米＋合＝□□

得点　　点
所要時間　　分　秒

← 解答は108ページ

川島教授のお茶の間レッスン
思い出したくないことを思い出す

喜び、悲しみ、怒り、恐怖などの強い感情と結びついた記憶は、思い出しやすくなっています。

点やはらいに気をつけて、なるべく早くていねいに書きましょう。

必 5画 音ヒツ 訓かなら(ず)	末 5画 音マツ 訓すえ	未 5画 音ミ 訓—	民 5画 音ミン 訓たみ	令 5画 音レイ 訓—
衣 6画 音イ 訓ころも	老 6画 音ロウ 訓お(いる)	完 7画 音カン 訓—	良 7画 音リョウ 訓よ(い)	法 8画 音ホウ 訓—
牧 8画 音ボク 訓まき	例 8画 音レイ 訓たと(える)	型 9画 音ケイ 訓かた	変 9画 音ヘン 訓か(わる)	勇 9画 音ユウ 訓いさ(む)
粉 10画 音フン 訓こ・こな	脈 10画 音ミャク 訓—	浴 10画 音ヨク 訓あ(びる)	料 10画 音リョウ 訓—	副 11画 音フク 訓—
陸 11画 音リク 訓—	給 12画 音キュウ 訓—	満 12画 音マン 訓み(ちる)	録 16画 音ロク 訓—	類 18画 音ルイ 訓—

「脳力」を鍛える 4年漢字おさらいテスト

→ 解答は108ページ

Q1
次の意味に合う四字熟語を□に書き入れましょう。
(目標時間1分 10点×2問=20点満点)

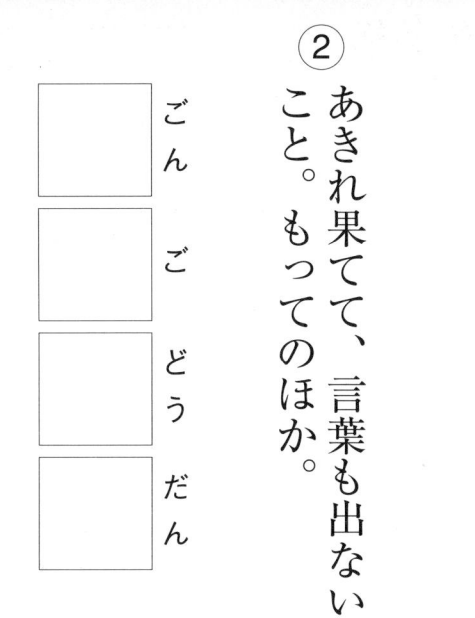

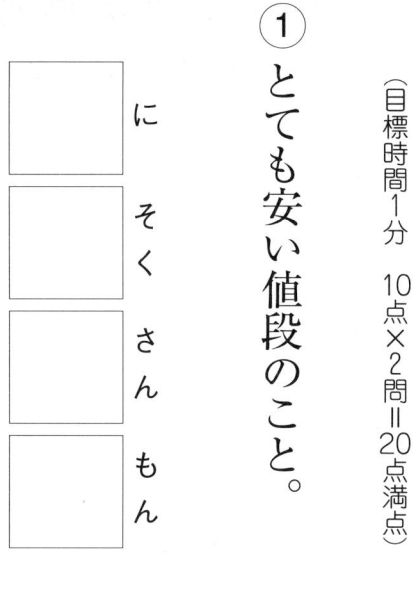

① とても安い値段のこと。
□ に □ そく □ さん □ もん

② あきれ果てて、言葉も出ないこと。もってのほか。
□ ごん □ ご □ どう □ だん

得点　点　所要時間　分　秒　合計得点　点

Q2
○の中に書き順を入れましょう。
(目標時間2分 6点×5問=30点満点)

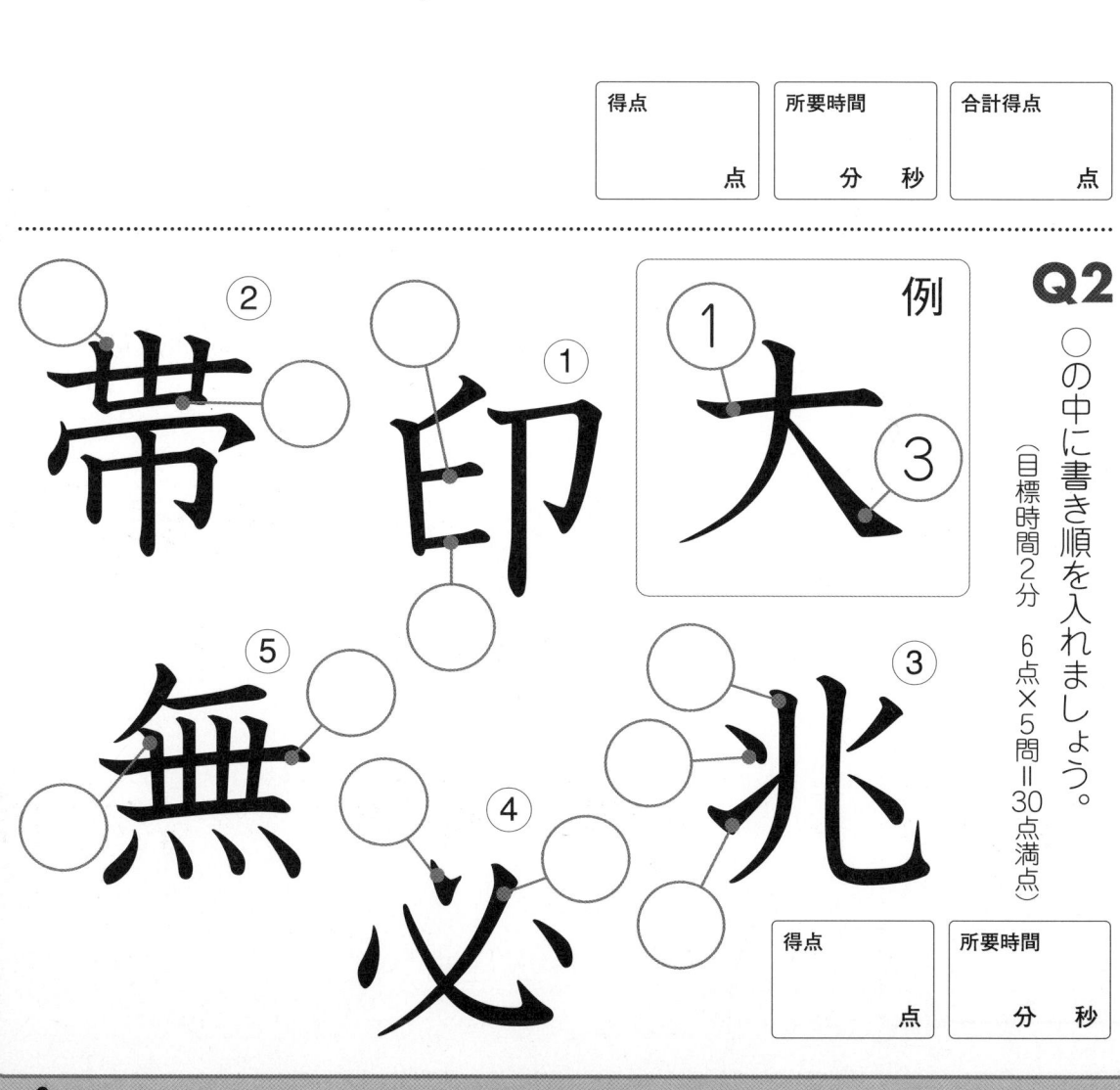

例：大（①②③）

① 印
② 帯
③ 兆
④ 必
⑤ 無

得点　点　所要時間　分　秒

← 66ページへ続く

Q3

次のヒントを読んであてはまる漢字を入れましょう。
（目標時間3分　5点×10問＝50点満点）

得点　　　点

所要時間　　　分　秒

① 一緒だった人と離れることは？　……□れる

② 1つの物が2つ以上に離れることは？　……□かれる

③ 涙を流すことは？　……□く

④ 動物が声を出すことは？　……□く

⑤ 相撲の選手のことをなんという？　……□□

⑥ 受験する時のテストのことは？　……□□入学

⑦ 月と反対に昼間の空に出るものは？　……□□

⑧ 郵便物に押す日付のハンコは？　……□□

⑨ 星を見るためのレンズがついた装置は？　……天体□□

⑩ 「マツ」と「タケ」と「ウメ」をあわせると？　……□□□

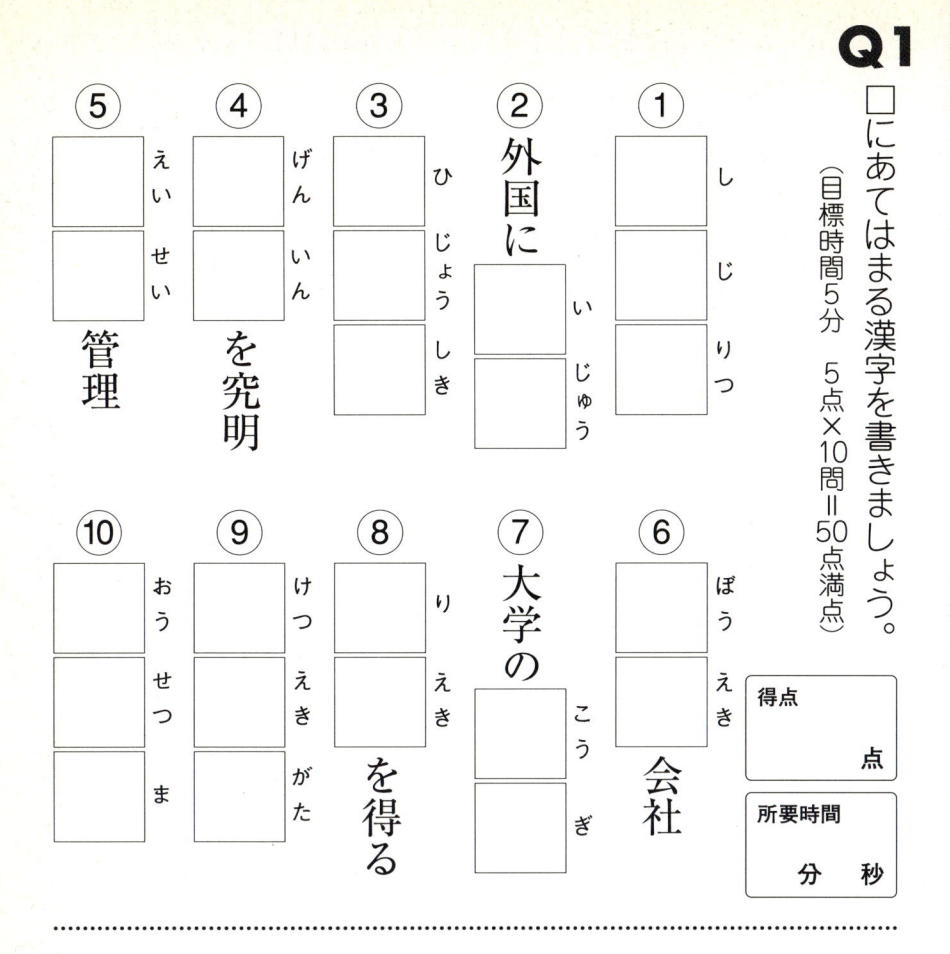

「脳力」を鍛える大人の漢字トレーニング

28日目
5年生で習う 漢字①

○月 ○日

合計得点 　点

Q1

□にあてはまる漢字を書きましょう。
（目標時間5分　5点×10問＝50点満点）

① しじりつ
② 外国に いじゅう
③ ひじょうしき
④ げんいん を究明
⑤ えいせい 管理
⑥ ぼうえき 会社
⑦ 大学の こうぎ
⑧ りえき を得る
⑨ けつえきがた
⑩ おうせつま

得点 　点
所要時間 　分 　秒

Q2 ミクロ その5

2×2の小さいクロスワードです。答えは漢字で入ります。
（目標時間5分　25点×2問＝50点満点）

①

| 1 | 3 |
| 2 | |

ヨコの1　迫真の──　──派俳優
ヨコの2　たたかうためのわざ
タテの1　ヨコ2を練習すること
タテの3　先端──　──家庭科

②

| 1 | 3 |
| 2 | |

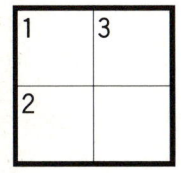

ヨコの1　日本は国連の──理事国になりたがっている
ヨコの2　組織全体に関わるいろんな仕事を担当する
タテの1　茨城から千葉北部にかけての地方
タテの3　極秘──を受けて潜入するスパイ

得点 　点
所要時間 　分 　秒

← 解答は108ページ

川島教授のお茶の間レッスン
来たことのない場所に覚えがある

これは既視感（デジャヴ）といって、脳が勝手に記憶を作った、いわば錯覚です。全然関係のない状況を脳が結びつけてしまうのです

点やはらいに気をつけて、なるべく早くていねいに書きましょう。

4画 音シ 訓ささ(える) 支	6画 音イン 訓よ(る) 因	6画 音ニン 訓まか(せる) 任	7画 音オウ 訓— 応	7画 音ギ 訓わざ 技
支	因	任	応	技
8画 音エキ・イ 訓やさ(しい) 易	8画 音ヒ 訓— 非	8画 音ブ・ム 訓— 武	10画 音エキ 訓— 益	11画 音イ 訓うつ(る) 移
易	非	武	益	移
11画 音エキ 訓— 液	11画 音ジュツ 訓— 術	11画 音ジョウ 訓つね 常	11画 音セツ 訓つ(ぐ) 接	11画 音ソツ・リツ 訓ひき(いる) 率
液	術	常	接	率
11画 音ム 訓つと(める) 務	12画 音ボウ 訓— 貿	13画 音ギ 訓— 義	14画 音エン 訓— 演	14画 音ソウ 訓— 総
務	貿	義	演	総

なるほど！漢字メモ

「はかる」の区別は？
「計る」は時間や数量、「測る」は長さ、深さ、面積、「量る」は重さを対象にしている。「図る」は計画すること。

16画 音エイ 訓— 衛	17画 音コウ 訓— 講	19画 音シキ 訓— 識
衛	講	識

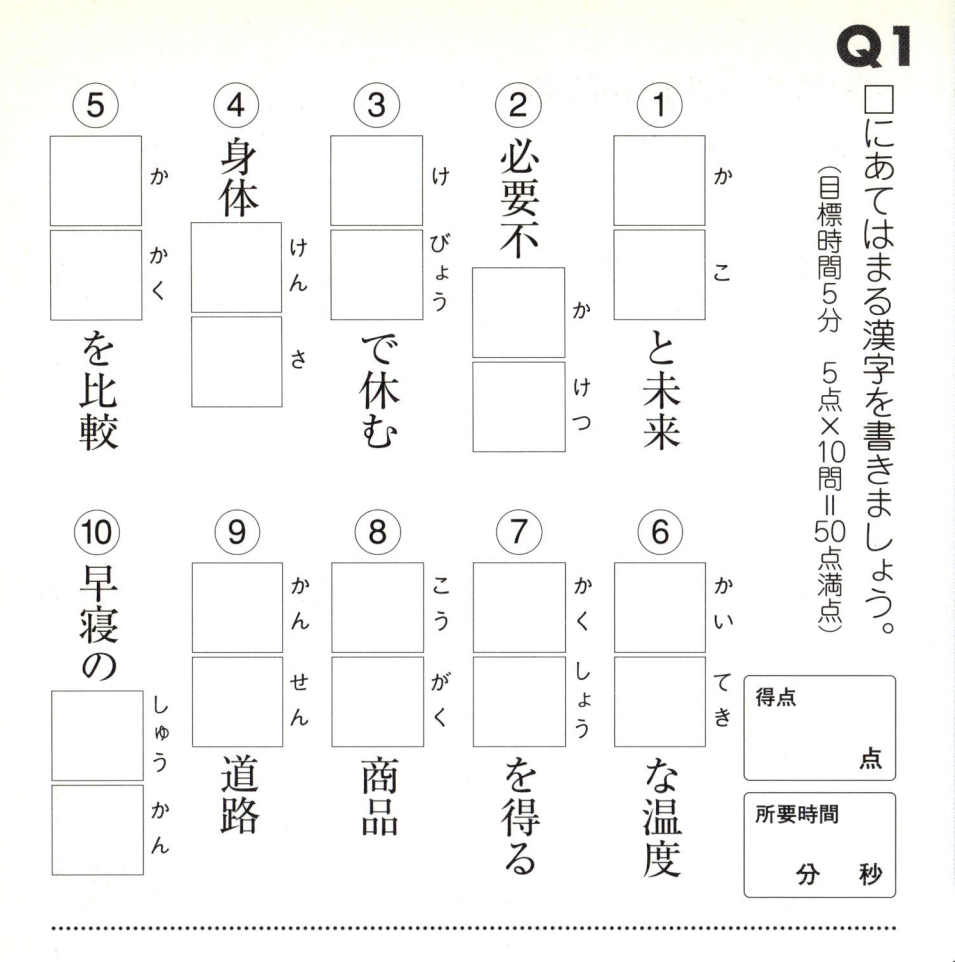

「脳力」を鍛える大人の漢字トレーニング

29日目 5年生で習う漢字②

月 日

合計得点　点

Q1

□にあてはまる漢字を書きましょう。
（目標時間5分　5点×10問＝50点満点）

① □（かこ）と未来
② 必要不□（かけつ）
③ □（けびょう）で休む
④ 身体□（けんさ）
⑤ □（かかく）を比較
⑥ □（かいてき）な温度
⑦ □（かくしょう）を得る
⑧ □（こうがく）商品
⑨ □（かんせん）道路
⑩ 早寝の□（しゅうかん）

得点　点
所要時間　分　秒

Q2 どんな熟語？ その2

ある熟語の読みと、その漢字に使われている部品の一部が明かされています。これをヒントに、元の熟語を当てましょう。

例　ひょうばん　平半→評判

（目標時間5分　50点満点）

① おんし　　大市→□□（10点）
② けんがん　木目→□□（10点）
③ げんぜい　口口→□□（10点）
④ どうぞう　同象→□□（20点）

得点　点
所要時間　分　秒

← 解答は108ページ

川島教授のお茶の間レッスン
いろいろなものと一緒に覚える

脳は1つのものを単体で覚えることがとても苦手。覚える時に視覚、聴覚、運動感覚などを使うと、情報がチェーンのようにつながります。

点やはらいに気をつけて、なるべく早くていねいに書きましょう。

5画 音カ 訓— 可	6画 音カ・ケ 訓かり 仮	7画 音カイ 訓こころよ(い) 快	8画 音カ 訓あたい 価	9画 音サ 訓— 査
可	仮	快	価	査
10画 音オン 訓— 恩	10画 音カク 訓— 格	10画 音シ 訓— 師	11画 音ガン 訓まなこ 眼	11画 音キ 訓もと・もとい 基
恩	格	師	眼	基
11画 音キ 訓よ(る) 寄	12画 音カ 訓す(ぎる) 過	12画 音ケン 訓— 検	12画 音ゲン 訓へ(る) 減	12画 音ショウ 訓— 証
寄	過	検	減	証
12画 音ゼイ 訓— 税	13画 音カン 訓みき 幹	14画 音カン 訓な(れる) 慣	14画 音ゾウ 訓— 像	14画 音テキ 訓— 適
税	幹	慣	像	適
		14画 音ドウ 訓— 銅	15画 音カク 訓たし(か) 確	18画 音ガク 訓ひたい 額
		銅	確	額

なるほど！漢字メモ

「士」と「師」のいろいろ

「士」は武士、宇宙飛行士、博士、兵士、力士、弁護士など。「師」は看護師、牧師、教師、医師、漁師、美容師などがあります。

30日目 5年生で習う漢字③

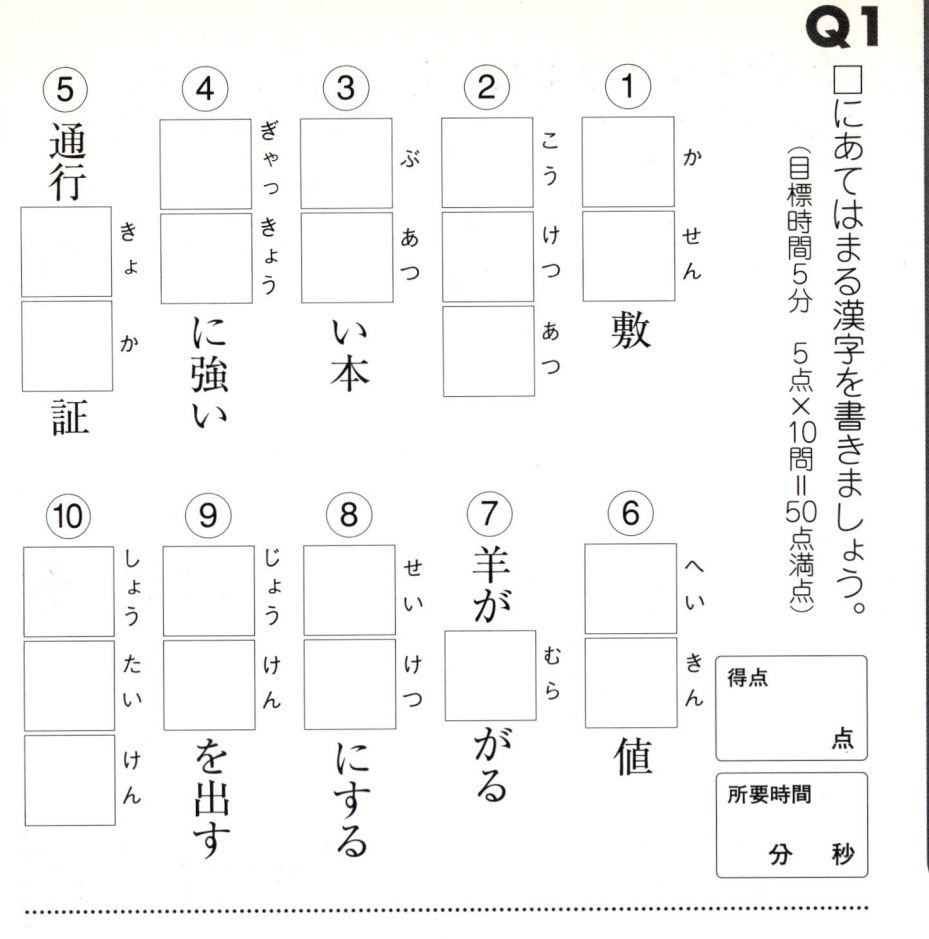

Q1
□にあてはまる漢字を書きましょう。
（目標時間5分　5点×10問＝50点満点）

1. （かせん）□□敷
2. （こうけつあつ）□□□
3. （ぶあつ）□□い本
4. （ぎゃっきょう）□□に強い
5. （つうこうきょか）通行□□証
6. （へいきん）□□値
7. （ひつじがむらがる）羊が□□がる
8. （せいけつ）□□にする
9. （じょうけん）□□を出す
10. （しょうたいけん）□□□

Q2 十字パズル その7

真ん中のマスに漢字を入れて、上下左右に4個熟語ができるようにしましょう。
（目標時間5分　25点×2問＝50点満点）

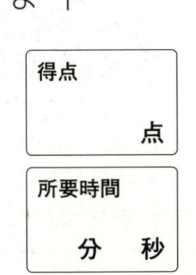

①
質
↓
酸 → □ → 直
↓
敵

②
往
↓
回 → □ → 旧
↓
興

川島教授のお茶の間レッスン
何回もくり返して覚える

くり返すことによって記憶の回路が鍛えられてつながりやすくなり、脳の中の情報を取り出しやすくなります。

点やはらいに気をつけて、なるべく早くていねいに書きましょう。

5画 音アツ 訓— 圧	5画 音キュウ 訓— 旧	5画 音ク 訓— 句	6画 音ケン 訓— 件	6画 音サイ・サ 訓ふたた(び) 再
圧	旧	句	件	再

7画 音キン 訓— 均	7画 音ジョウ 訓— 条	8画 音オウ 訓— 往	8画 音カ 訓かわ 河	8画 音キョ 訓い(る) 居
均	条	往	河	居

8画 音ケン 訓— 券	8画 音サイ 訓つま 妻	8画 音ショウ 訓まね(く) 招	9画 音ギャク 訓さか(らう) 逆	9画 音コウ 訓あつ(い) 厚
券	妻	招	逆	厚

10画 音ソ・ス 訓— 素	11画 音キョ 訓ゆる(す) 許	12画 音ガ 訓— 賀	12画 音フク 訓— 復	13画 音グン 訓む(れる) 群
素	許	賀	復	群

		13画 音コウ 訓— 鉱	14画 音キョウ 訓さかい 境	15画 音ケツ 訓いさぎよ(い) 潔
		鉱	境	潔

なるほど！漢字メモ

間違えないで！
×借し貸り
○貸(か)し借(か)り、
×絶対絶命
○絶体絶命(ぜったいぜつめい)、
×牛の大郡
○牛の大群(たいぐん)

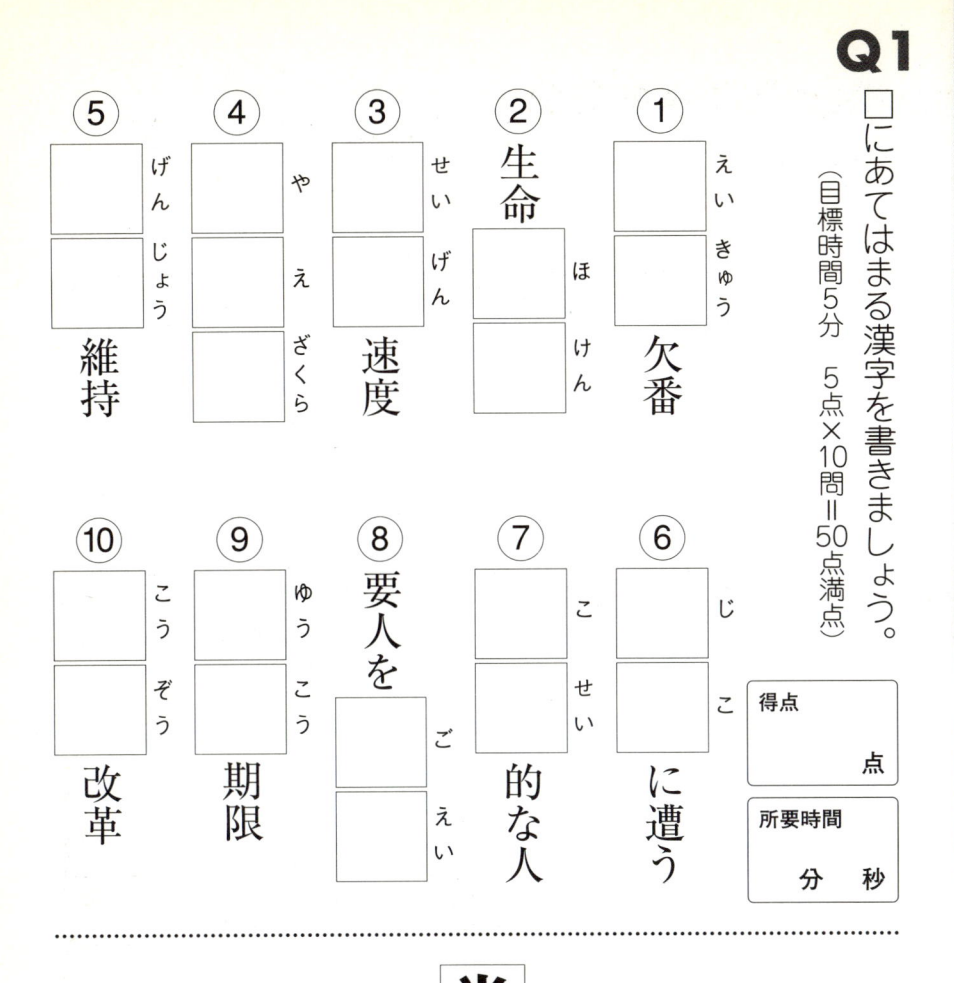

「脳力」を鍛える大人の漢字トレーニング

31日目
5年生で習う 漢字④

月 日
合計得点 　点

Q1

□にあてはまる漢字を書きましょう。
（目標時間5分　5点×10問＝50点満点）

① えいきゅう　欠番
② 生命　ほけん
③ せいげん　速度
④ やえざくら
⑤ げんじょう　維持
⑥ じこ　に遭う
⑦ こせい　的な人
⑧ 要人を　ごえい
⑨ ゆうこう　期限
⑩ こうぞう　改革

得点 　点
所要時間 　分　秒

Q2 十字パズル その8

真ん中のマスに漢字を入れて、上下左右に4個熟語ができるようにしましょう。
（目標時間5分　25点×2問＝50点満点）

① 常 → □ → 営、仮 → □、□ → 備

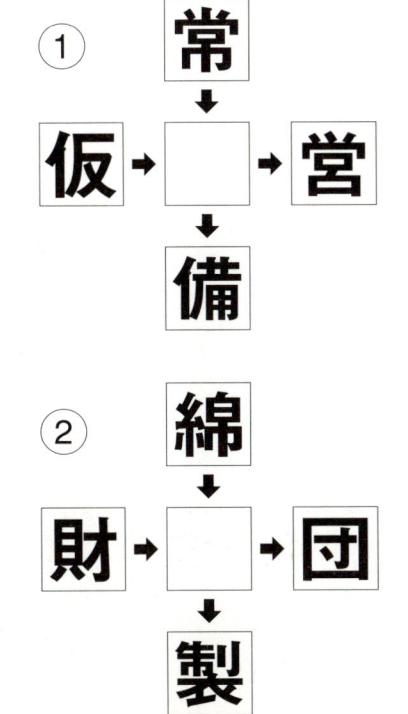

② 綿 → □ → 団、財 → □、□ → 製

得点 　点
所要時間 　分　秒

解答は109ページ

川島教授のお茶の間レッスン
書きながら覚える

書いて覚えようとすると、左右の前頭前野を含むたくさんの脳の領域が活性化するために、早く正確に記憶することができます。

点やはらいに気をつけて、なるべく早くていねいに書きましょう。

3画 音キュウ 訓ひさ(しい) 久	5画 音エイ 訓なが(い) 永	5画 音フ 訓ぬの 布	7画 音ジョウ 訓— 状	8画 音コウ 訓き(く) 効
久	永	布	状	効

8画 音シ 訓えだ 枝	8画 音セイ 訓— 制	8画 音セイ・ショウ 訓— 性	9画 音ゲン 訓かぎ(る) 限	9画 音コ 訓ゆえ 故
枝	制	性	限	故

9画 音ホ 訓たも(つ) 保	10画 音オウ 訓さくら 桜	10画 音コ 訓— 個	10画 音ザイ 訓— 財	10画 音ゾウ 訓つく(る) 造
保	桜	個	財	造

11画 音ケン 訓けわ(しい) 険	11画 音ゲン 訓あらわ(れる) 現	11画 音セツ 訓もう(ける) 設	13画 音ザイ 訓つみ 罪	13画 音シ 訓— 資
険	現	設	罪	資

		13画 音シ 訓か(う) 飼	14画 音コウ 訓かま(える) 構	20画 音ゴ 訓— 護
		飼	構	護

なるほど！漢字メモ

「作る」と「造る」の区別は？
「作る」は形のないものも含めて広く使われる。
「造る」は機械や道具を用いて大きなものを組み立てること。

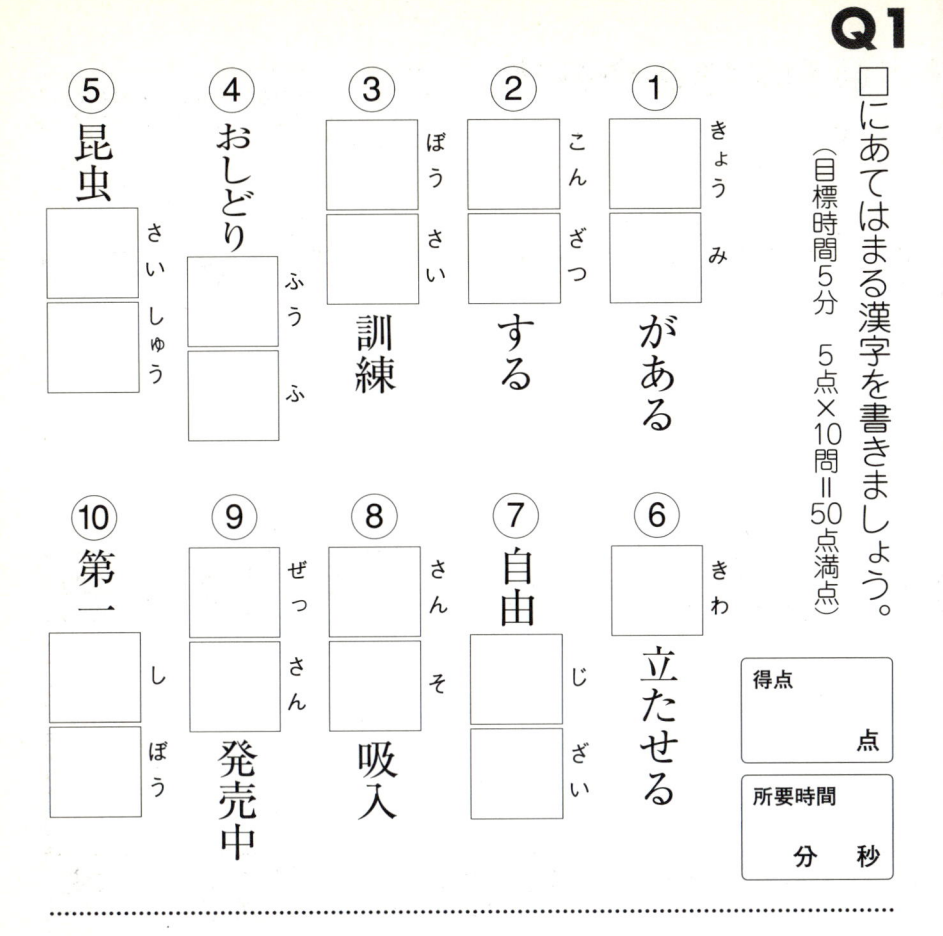

32日目 5年生で習う漢字⑤

Q1
□にあてはまる漢字を書きましょう。
（目標時間5分　5点×10問＝50点満点）

1. きょうみ □ がある
2. こんざつ □ する
3. ぼうさい □ 訓練
4. おしどり □□ ふうふ
5. 昆虫 □□ さいしゅう
6. きわ □ 立たせる
7. 自由 □□ じざい
8. さんそ □ 吸入
9. ぜっさん □□ 発売中
10. 第一 □□ しぼう

Q2 漢字の式 その7

バラバラになった漢字を、式にあてはまるように戻して、2文字の熟語をつくりましょう。
（目標時間5分　25点×2問＝50点満点）

例題　馬＋貝＋口＋尺＝駅員

① 刀＋木＋木＋牛＋示＋角＝□□

② 口＋王＋夫＋禾＋見＝□□

川島教授のお茶の間レッスン　音読をしながら覚える

受験勉強でよく漢字や英単語を声に出しながら書いて覚えますね。書くだけでなく、声に出すことで記憶は脳に収まりやすくなります。

点やはらいに気をつけて、なるべく早くていねいに書きましょう。

6画 音ザイ 訓あ(る) 在	7画 音サイ 訓わざわ(い) 災	7画 音シ 訓こころざ(す) 志	7画 音ボウ 訓ふせ(ぐ) 防	8画 音シャ 訓― 舎
在	災	志	防	舎

8画 音ショウ 訓うけたまわ(る) 承	9画 音セイ 訓まつりごと 政	11画 音キ 訓― 規	11画 音コン 訓ま(じる) 混	11画 音サイ 訓と(る) 採
承	政	規	混	採

11画 音ジョウ 訓なさ(け) 情	11画 音フ 訓― 婦	12画 音ゼツ 訓た(える) 絶	12画 音テイ 訓ほど 程	13画 音カイ・ゲ 訓と(く) 解
情	婦	絶	程	解

13画 音キン 訓― 禁	14画 音サイ 訓きわ 際	14画 音ザツ・ゾウ 訓― 雑	14画 音サン 訓す(い) 酸	15画 音サン 訓― 賛
禁	際	雑	酸	賛

		15画 音シツ 訓― 質	16画 音コウ・キョウ 訓おこ(る) 興	18画 音ショク 訓― 職
		質	興	職

なるほど！漢字メモ

「取る」と「採る」の区別は？
「取る」は余分なものを除くこと。
「採る」は、探して集めること。
【例】
雑草を取る。
山菜を採る。

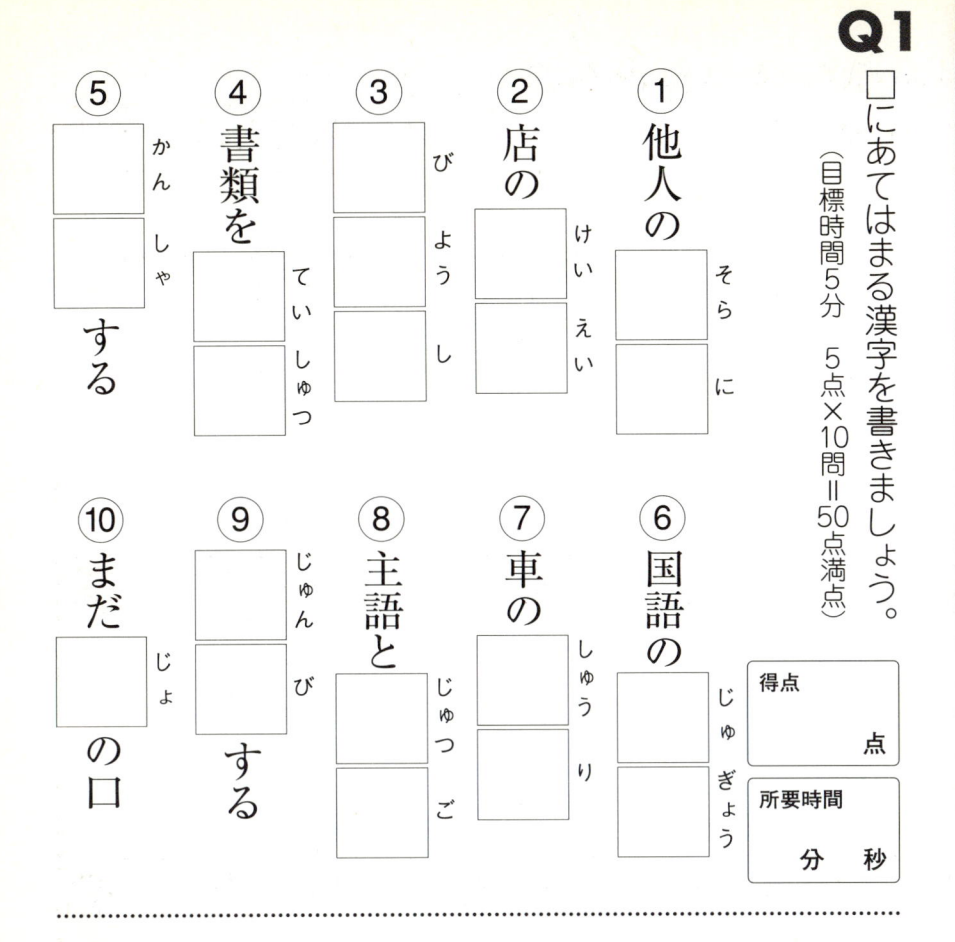

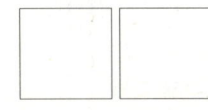

「脳力」を鍛える大人の漢字トレーニング

33日目

5年生で習う漢字⑥

月　日

合計得点　　点

Q1

□にあてはまる漢字を書きましょう。

（目標時間5分　5点×10問＝50点満点）

1. 他人の□（そら）に
2. 店の□（けいえい）
3. □（びょうし）
4. 書類を□□（ていしゅつ）
5. □□（かんしゃ）する
6. 国語の□□（じゅぎょう）
7. 車の□□（しゅうり）
8. 主語と□□（じゅつご）
9. □□（じゅんび）する
10. まだ□（じょ）の口

得点　　点
所要時間　　分　秒

Q2 漢字の式　その8

バラバラになった漢字を、式にあてはまるように戻して、2文字の熟語をつくりましょう。

（目標時間5分　25点×2問＝50点満点）

例題
馬＋貝＋口＋尺＝駅員

① 曽＋干＋土＋刂＝□□

② 又＋土＋田＋糸＋各＝□□

得点　　点
所要時間　　分　秒

解答は109ページ

川島教授のお茶の間レッスン
1日5分のウォーミングアップ

毎日5分間の単純計算や音読をすると脳が活発に働きだし、記憶力が高まるというデータがあります。漢字練習の前にもぜひどうぞ。

点やはらいに気をつけて、なるべく早くていねいに書きましょう。

5画 音カン 訓— 刊	6画 音ダン 訓— 団	7画 音ジ 訓に(る) 似	7画 音ジョ 訓— 序	8画 音ジュツ 訓の(べる) 述
刊	団	似	序	述
9画 音ソク 訓— 則	9画 音タイ 訓しりぞ(く) 退	10画 音シュウ 訓おさ(める) 修	10画 音ヨウ 訓— 容	11画 音ケイ・キョウ 訓へ(る) 経
則	退	修	容	経
11画 音ジュ 訓さず(ける) 授	11画 音リャク 訓— 略	12画 音エイ 訓いとな(む) 営	12画 音ゾク 訓— 属	12画 音テイ 訓さ(げる) 提
授	略	営	属	提
12画 音ビ 訓そな(える) 備	13画 音ジュン 訓— 準	13画 音セイ 訓いきお(い) 勢	13画 音ソン 訓そこ(なう) 損	14画 音ゾウ 訓ま(す)・ふ(える) 増
備	準	勢	損	増
	14画 音タイ 訓— 態	16画 音チク 訓きず(く) 築	17画 音シャ 訓あやま(る) 謝
	態	築	謝

なるほど！ 漢字メモ

「有る」と「在る」の区別は？
「有る」は、そのものを持っていること。「在る」はその場所にあること。
【例】財産が有る。その国は西に在る。

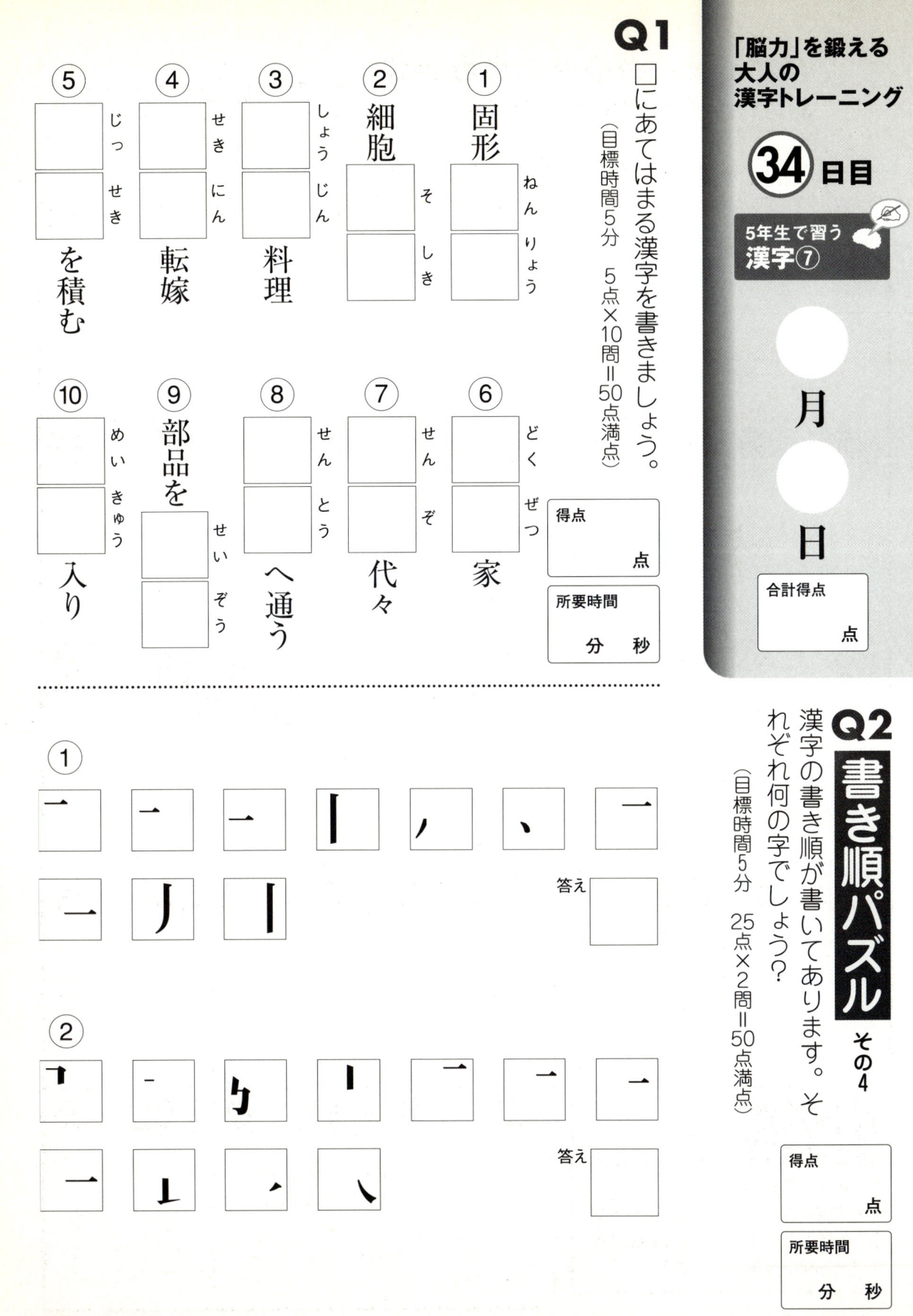

「脳力」を鍛える大人の漢字トレーニング

34日目

5年生で習う漢字⑦

月　日

合計得点　　点

Q1

□にあてはまる漢字を書きましょう。
（目標時間5分　5点×10問＝50点満点）

① 固形　ねんりょう
② 細胞　そしき
③ しょうじん　料理
④ せきにん　転嫁
⑤ じっせき　を積む
⑥ どくぜつ　家
⑦ せんぞ　代々
⑧ せんとう　へ通う
⑨ 部品を　せいぞう
⑩ めいきゅう　入り

得点　点
所要時間　分　秒

Q2 書き順パズル その4

漢字の書き順が書いてあります。それぞれ何の字でしょう？
（目標時間5分　25点×2問＝50点満点）

① 答え：

② 答え：

得点　点
所要時間　分　秒

解答は109ページ

川島教授のお茶の間レッスン
記憶力はどのくらい良くなる？

漢字の書き取りや音読、計算を毎日繰り返し行うことで、大人でも物を覚える力が10%から30%も良くなります。

点やはらいに気をつけて、なるべく早くていねいに書きましょう。

4画 音ブツ 訓ほとけ 仏	5画 音ハン 訓おか(す) 犯	6画 音ゼツ 訓した 舌	9画 音ソ 訓— 祖	9画 音メイ 訓まよ(う) 迷
10画 音コウ 訓たがや(す) 耕	10画 音ハ 訓やぶ(る) 破	11画 音セキ 訓せ(める) 責	11画 音チョウ 訓は(る) 張	12画 音トウ 訓す(べる) 統
12画 音ヒョウ 訓— 評	12画 音ホウ 訓むく(いる) 報	13画 音ボ 訓はか 墓	14画 音セイ・ショウ 訓— 精	14画 音セイ 訓— 製
14画 音セン 訓ぜに 銭	14画 音トク 訓— 徳	14画 音フク 訓— 複	15画 音ドウ 訓みちび(く) 導	15画 音ヘン 訓あ(む) 編
なるほど！**漢字メモ**「制作」と「製作」の区別は？「制作」は絵画や映画などの芸術作品を作ること。「製作」は道具や機械を使って品物を作ること。		16画 音ネン 訓も(える) 燃	17画 音セキ 訓— 績	18画 音シキ・ショク 訓お(る) 織

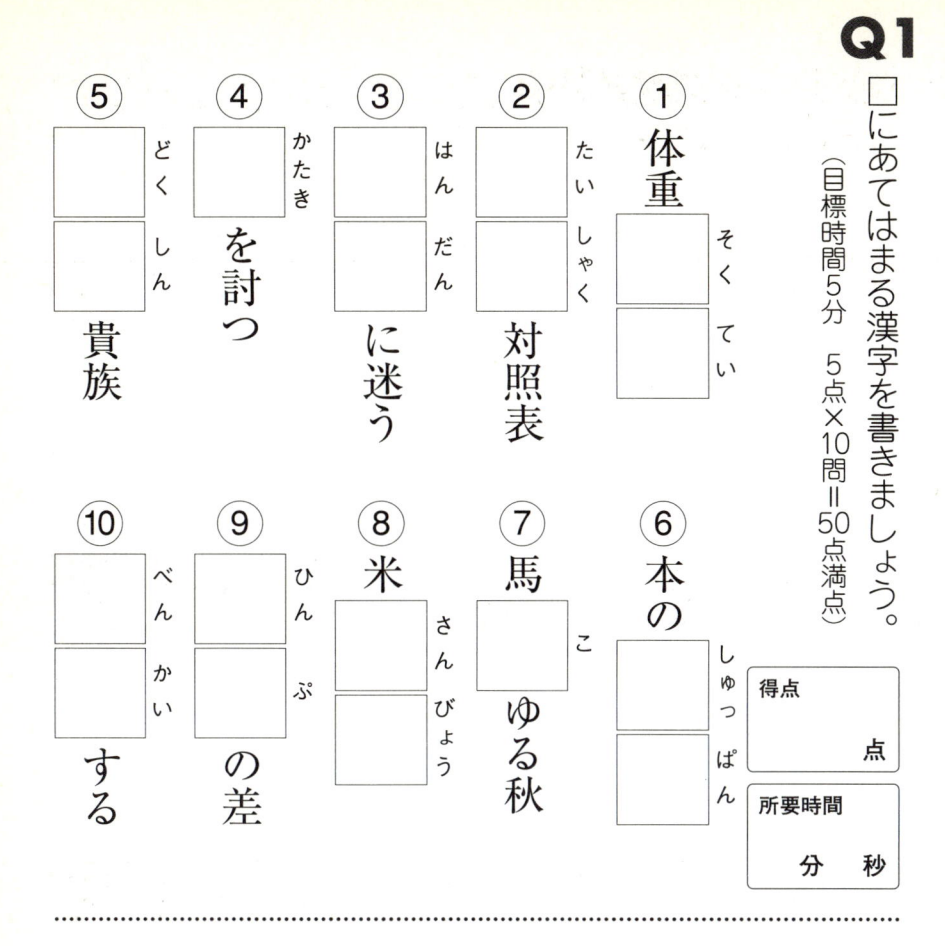

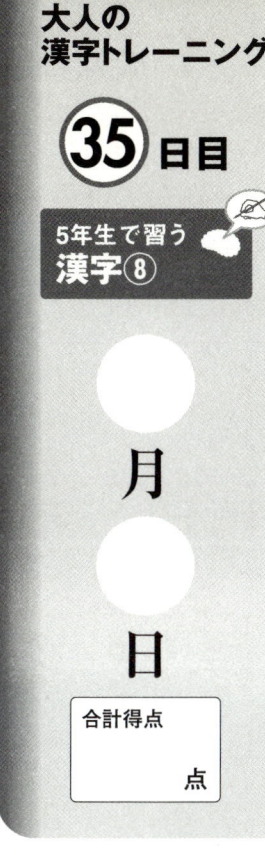

「脳力」を鍛える大人の漢字トレーニング

35日目
5年生で習う 漢字⑧

月　日

合計得点　　点

Q1
□にあてはまる漢字を書きましょう。
（目標時間5分　5点×10問＝50点満点）

① 体重 そくてい
② たいしゃく 対照表
③ はんだん に迷う
④ かたき を討つ
⑤ どくしん 貴族
⑥ 本の しゅっぱん
⑦ 馬こ ゆる秋
⑧ 米 さんびょう
⑨ ひんぷ の差
⑩ べんかい する

得点　　点
所要時間　　分　秒

Q2 どの漢字？
条件にあてはまる漢字は何でしょう？
（目標時間5分　50点満点）

① ・「ひ」という読みがある4画の字です。
　　・「日」をくっつけると「こん」と読む字になります。
　　・「白」をくっつけると「みな」と読む字になります。

② ・「のう」という読みがある10画の字です。
　　・「冖」をくっつけると「ひ」と読む字になります。
　　・「心」をくっつけると「たい」と読む字になります。

③ ・「し」という読みがある5画の字です。
　　・「大」をくっつけると「な」と読む字になります。
　　・「宀」をくっつけると「しゅう」と読む字になります。

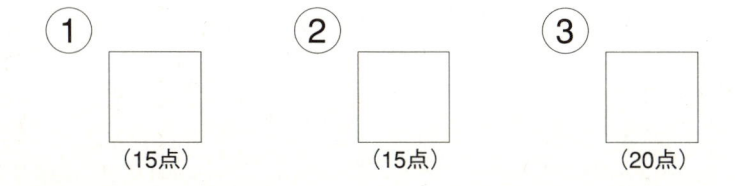

① （15点）
② （15点）
③ （20点）

得点　　点
所要時間　　分　秒

← 解答は109ページ

川島教授のお茶の間レッスン
間隔をあけて繰り返し思い出す

覚えたからといって安心せず、間隔をあけて繰り返し思い出すと、脳の回路がつながりやすくなり、記憶を呼び戻せるようになります。

点やはらいに気をつけて、なるべく早くていねいに書きましょう。

4画 音ヒ 訓くら(べる) 比	5画 音ジ 訓しめ(す) 示	5画 音ベン 訓— 弁	7画 音ハン・バン 訓— 判	7画 音ヨ 訓あま(る) 余
比	示	弁	判	余

8画 音ハン 訓— 版	8画 音ヒ 訓こ(える)・こえ 肥	9画 音ドク 訓ひと(り) 独	10画 音ノウ 訓— 能	10画 音ヒョウ 訓たわら 俵
版	肥	独	能	俵

10画 音リュウ 訓と(める) 留	11画 音ダン 訓ことわ(る) 断	11画 音ヒン 訓まず(しい) 貧	12画 音ソク 訓はか(る) 測	12画 音タイ 訓か(す) 貸
留	断	貧	測	貸

12画 音フ 訓と(む)・とみ 富	13画 音ホウ 訓ゆた(か) 豊	13画 音ム 訓ゆめ 夢	13画 音ヨ 訓あず(ける) 預	14画 音メン 訓わた 綿
富	豊	夢	預	綿

	14画 音リョウ 訓— 領	15画 音テキ 訓かたき 敵	15画 音ボウ 訓あば(れる) 暴	16画 音ユ 訓— 輸
	領	敵	暴	輸

なるほど！漢字メモ

漢字の総数は約5万字だそうです。すごい数ですね。

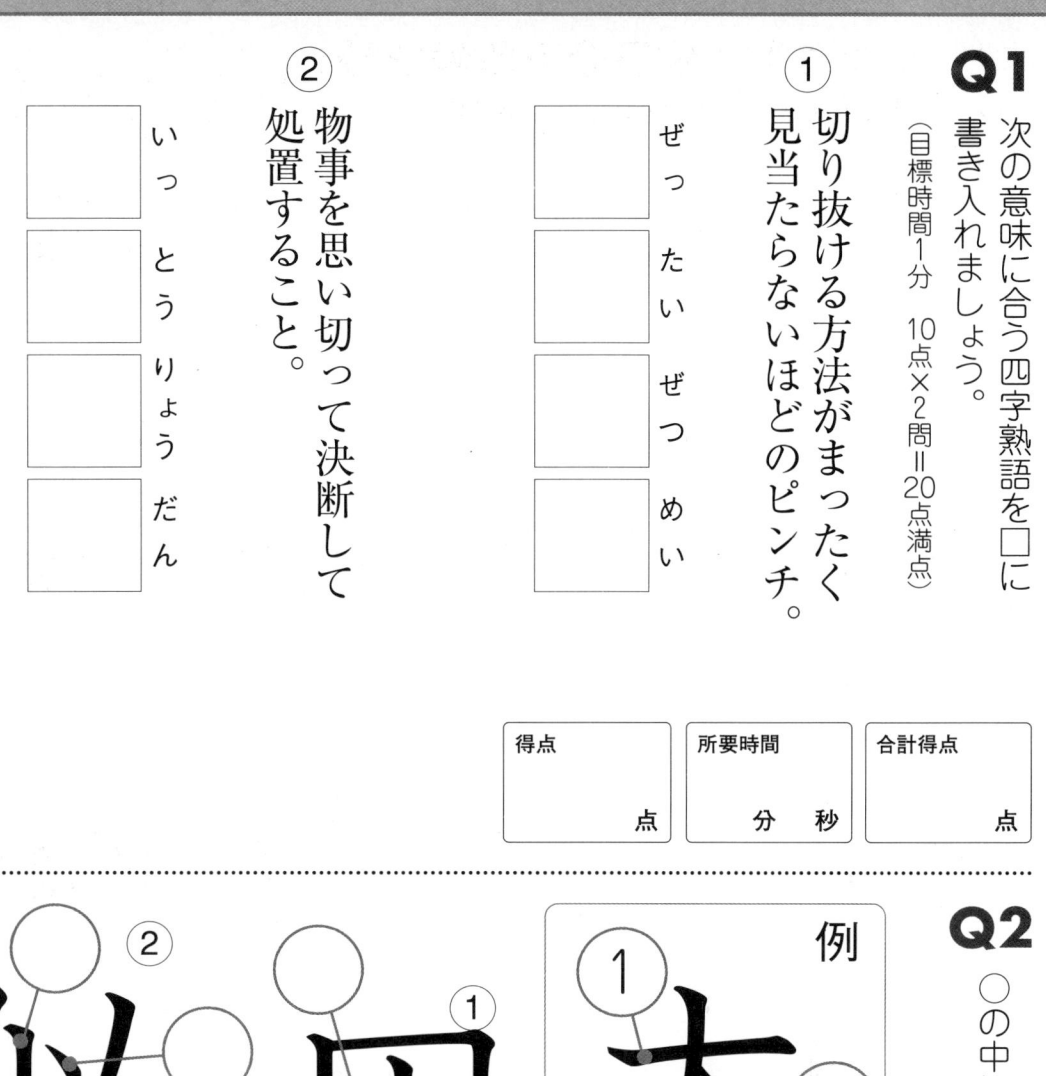

「脳力」を鍛える 5年漢字おさらいテスト

→ 解答は109ページ

Q1

次の意味に合う四字熟語を□に書き入れましょう。
（目標時間1分　10点×2問＝20点満点）

① 切り抜ける方法がまったく見当たらないほどのピンチ。
　ぜったいぜつめい
　□□□□

② 物事を思い切って決断して処置すること。
　いっとうりょうだん
　□□□□

得点　　点　　所要時間　　分　秒　　合計得点　　点

Q2

○の中に書き順を入れましょう。
（目標時間2分　6点×5問＝30点満点）

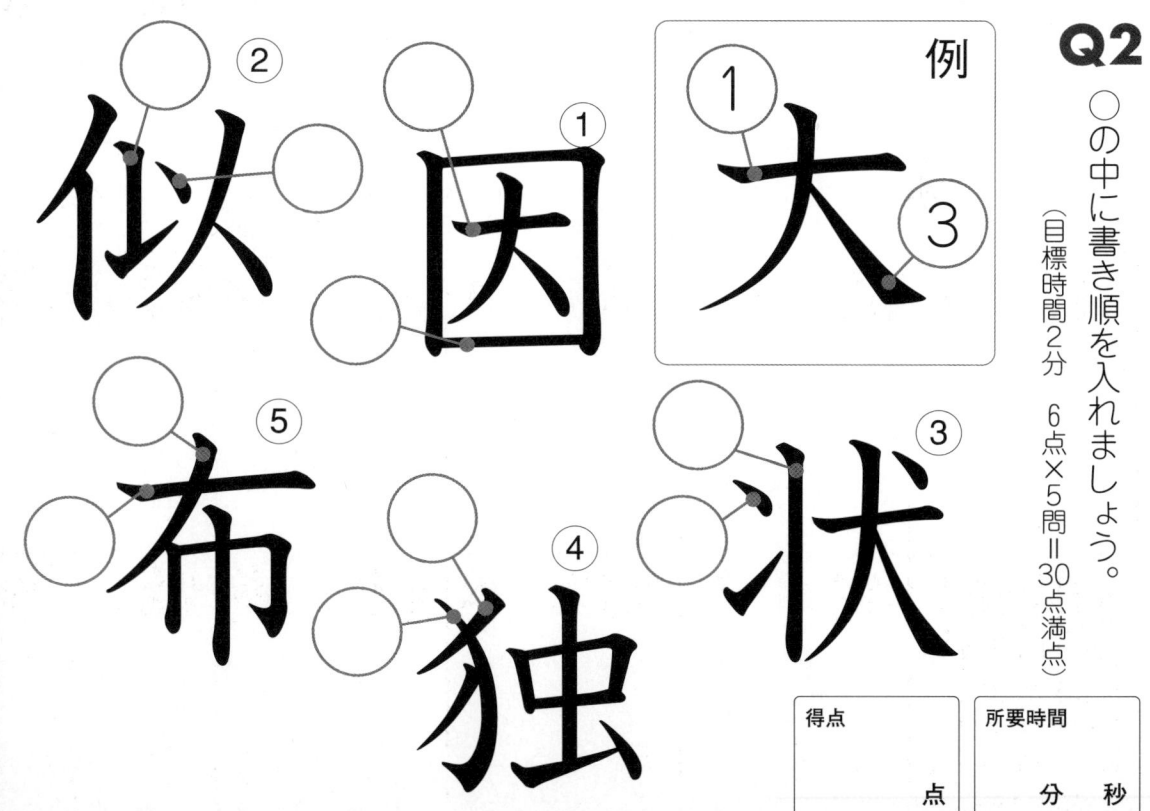

例：大（①②③）

因、似、状、布、独

得点　　点　　所要時間　　分　秒

← 84ページへ続く

Q3

次のヒントを読んであてはまる漢字を入れましょう。
（目標時間3分　5点×10問＝50点満点）

得点　　　点

所要時間　　分　秒

① 眠っている時に見るものは？……□

② 春に花見をする日本の代表的な木は？……□

③ 問題の答えを出すことは？……□く

④ 高熱で鉄がどろどろになることは？……□ける

⑤ 目が悪い人がかけるものは？……□□

⑥ 胸板が「薄い」の反対は？……□い

⑦ 「寒い」の反対は？……□い

⑧ 「冷たい」の反対は？……□い

⑨ いつもと違う天候のことは？……□気象

⑩ ふだんと違った様子はないことは？……□□なし

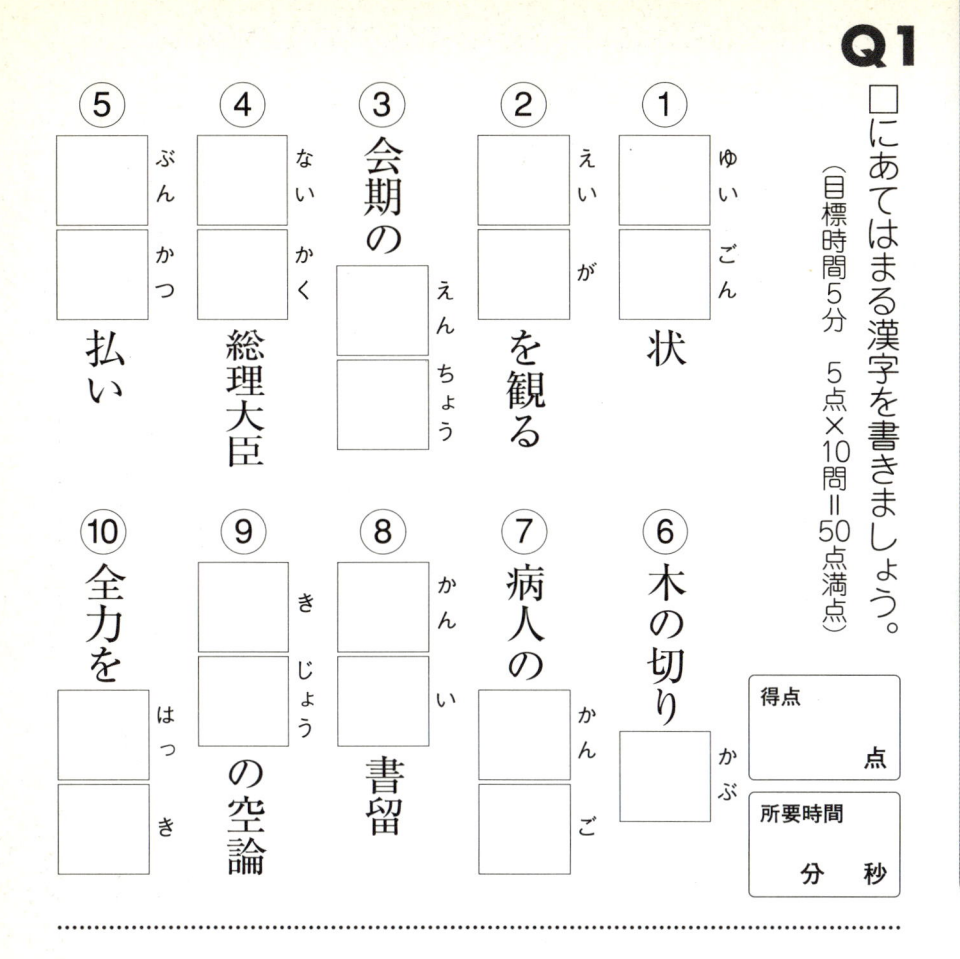

「脳力」を鍛える大人の漢字トレーニング

36日目

6年生で習う **漢字①**

月　日

合計得点　点

Q1

□にあてはまる漢字を書きましょう。
（目標時間5分　5点×10問＝50点満点）

① ゆいごん　□□状
② えいが　□□を観る
③ 会期の　えんちょう　□□
④ ないかく　□□総理大臣
⑤ ぶんかつ　□□払い
⑥ 木の切り　かぶ　□
⑦ 病人の　かんご　□□
⑧ かんい　□□書留
⑨ きじょう　□□の空論
⑩ 全力を　はっき　□□

得点　点
所要時間　分　秒

Q2 ミクロ その6

2×2の小さいクロスワードです。答えは漢字で入ります。
（目標時間5分　25点×2問＝50点満点）

①

1	3
2	

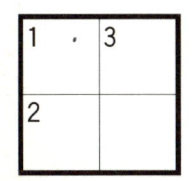

ヨコの1　しおがいちばん引いた状態
ヨコの2　川の枝分かれした部分
タテの1　2006年の──の動物はイヌ
タテの3　時勢の動き、なりゆき

②

1	3
2	

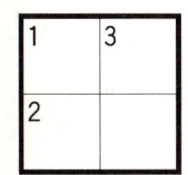

ヨコの1　こっそり大切にしまっておくこと
ヨコの2　他人には絶対見せられない手紙
タテの1　ないしょです
タテの3　図書館などにある本のこと

得点　点
所要時間　分　秒

川島教授のお茶の間レッスン
記憶は思い出したら使おう

記憶を思い出したら、次はそれを使うことも大切です。覚えた漢字を思い出したら、それを日記などで文章にして使ってみましょう。

点やはらいに気をつけて、なるべく早くていねいに書きましょう。

3画 音カン 訓ほ(す) 干	6画 音ウ 訓— 宇	6画 音キ 訓あぶ(ない) 危	6画 音キ 訓つくえ 机	8画 音エン 訓の(びる) 延
干	宇	危	机	延

8画 音エン 訓そ(う) 沿	8画 音カク 訓— 拡	9画 音エイ 訓うつ(る) 映	9画 音カク 訓かわ 革	9画 音カン 訓ま(く)・まき 巻
沿	拡	映	革	巻

9画 音カン 訓— 看	10画 音— 訓かぶ 株	10画 音キョウ 訓むね 胸	10画 音ヒ 訓ひ(める) 秘	11画 音ミツ 訓— 密
看	株	胸	秘	密

12画 音カツ 訓わ(る)・わり 割	12画 音キ 訓— 揮	12画 音キ 訓たっと(い)・とうと(い) 貴	14画 音カク 訓— 閣	15画 音イ・ユイ 訓— 遺
割	揮	貴	閣	遺

		15画 音ゾウ 訓くら 蔵	15画 音チョウ 訓しお 潮	18画 音カン 訓— 簡
		蔵	潮	簡

なるほど！漢字メモ

漢字能力検定（漢検）は、自分の漢字能力を知るよいものさしになります。5級は小学6年レベルですので気軽にチャレンジしてみては？

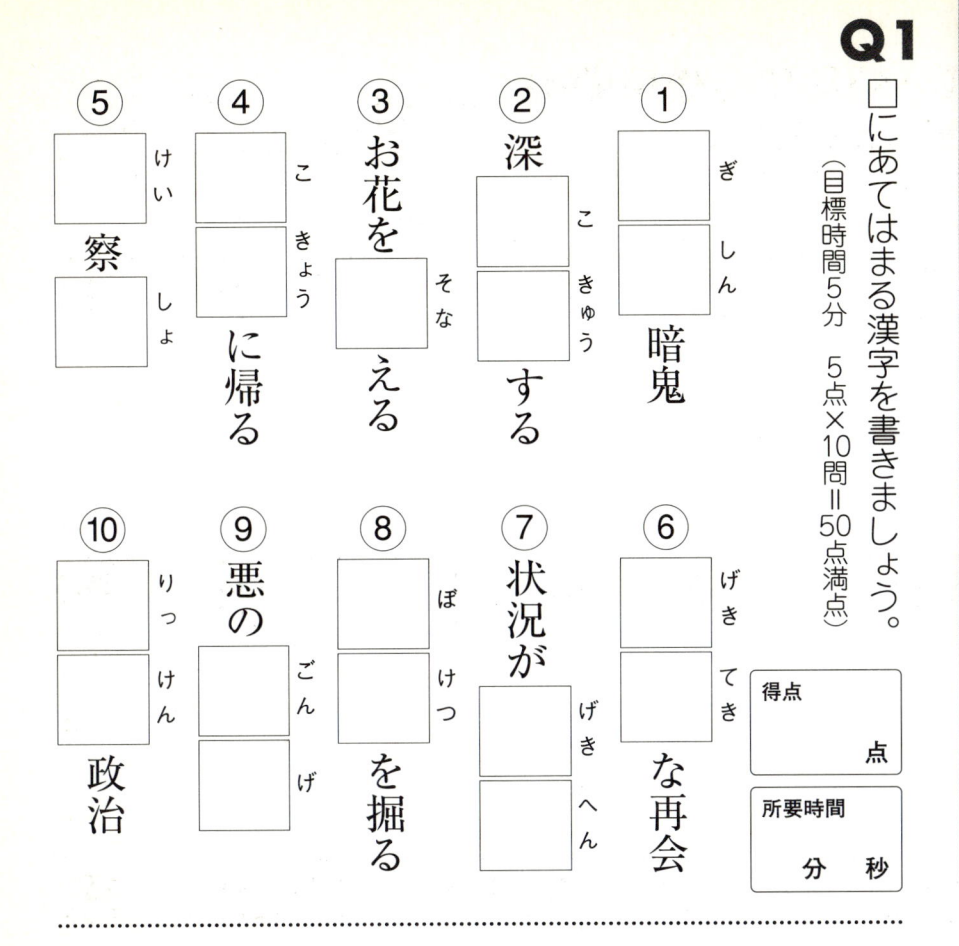

「脳力」を鍛える大人の漢字トレーニング

37日目

6年生で習う **漢字②**

月　日

合計得点　　点

Q1

□にあてはまる漢字を書きましょう。
（目標時間5分　5点×10問＝50点満点）

① ぎしん□□暗鬼
② 深□□（こきゅう）する
③ お花を□（そな）える
④ □□（こきょう）に帰る
⑤ けい□□しょ 察
⑥ げきてき□□な再会
⑦ 状況が□□（げきへん）
⑧ □□（ぼけつ）を掘る　ごんげ
⑨ 悪の□□（ごんげ）
⑩ りっけん□□政治

得点　　点
所要時間　分　秒

Q2 ミクロ その7

2×2の小さいクロスワードです。答えは漢字で入ります。
（目標時間5分　25点×2問＝50点満点）

①

1	3
2	

ヨコの1　自分だけの利益
ヨコの2　世界を征服したいというような身の程をすぎたのぞみ
タテの1　野球の東京六大学では、東大以外の五校
タテの3　ほしがる気持ち

②

1	3
2	

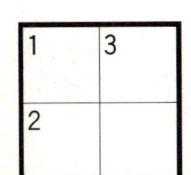

ヨコの1　自分の両親や過去の偉人などを
ヨコの2　きびしく、念には念を入れて
タテの1　人間の──　──死
タテの3　うやまい大切にすること

得点　　点
所要時間　分　秒

川島教授のお茶の間レッスン
話を聞きながらメモをとる

音声を耳で聞き、その音声を文字に変換し、手を使って文字を書くと、脳のネットワークがフルに働くので、記憶力が高まります。

点やはらいに気をつけて、なるべく早くていねいに書きましょう。

3画 音コ 訓おのれ 己	5画 音ケツ 訓あな 穴	6画 音キュウ 訓す(う) 吸	7画 音ケイ 訓— 系	7画 音コウ 訓— 孝
己	穴	吸	系	孝
7画 音シ 訓わたくし 私	8画 音キョウ 訓そな(える)・とも 供	8画 音コ 訓よ(ぶ) 呼	9画 音コウ 訓べに 紅	11画 音キョウ 訓— 郷
私	供	呼	紅	郷
11画 音ヨク 訓ほ(しい)・ほっ(する) 欲	12画 音キン 訓つと(める) 勤	12画 音ケイ 訓うやま(う) 敬	12画 音ソン 訓たっと(い)・とうと(い) 尊	13画 音ケン 訓きぬ 絹
欲	勤	敬	尊	絹
13画 音ショ 訓— 署	14画 音ギ 訓うたが(う) 疑	15画 音ゲキ 訓— 劇	15画 音ケン・ゴン 訓— 権	16画 音ゲキ 訓はげ(しい) 激
署	疑	劇	権	激
		16画 音ケン 訓— 憲	17画 音ゲン 訓きび(しい) 厳	19画 音ケイ 訓— 警
		憲	厳	警

なるほど！ 漢字メモ

「いし」の区別は？
「意思」は考えや思い、「意志」は成しとげようとする決意、「遺志」は死者の生前の志、という意味です。

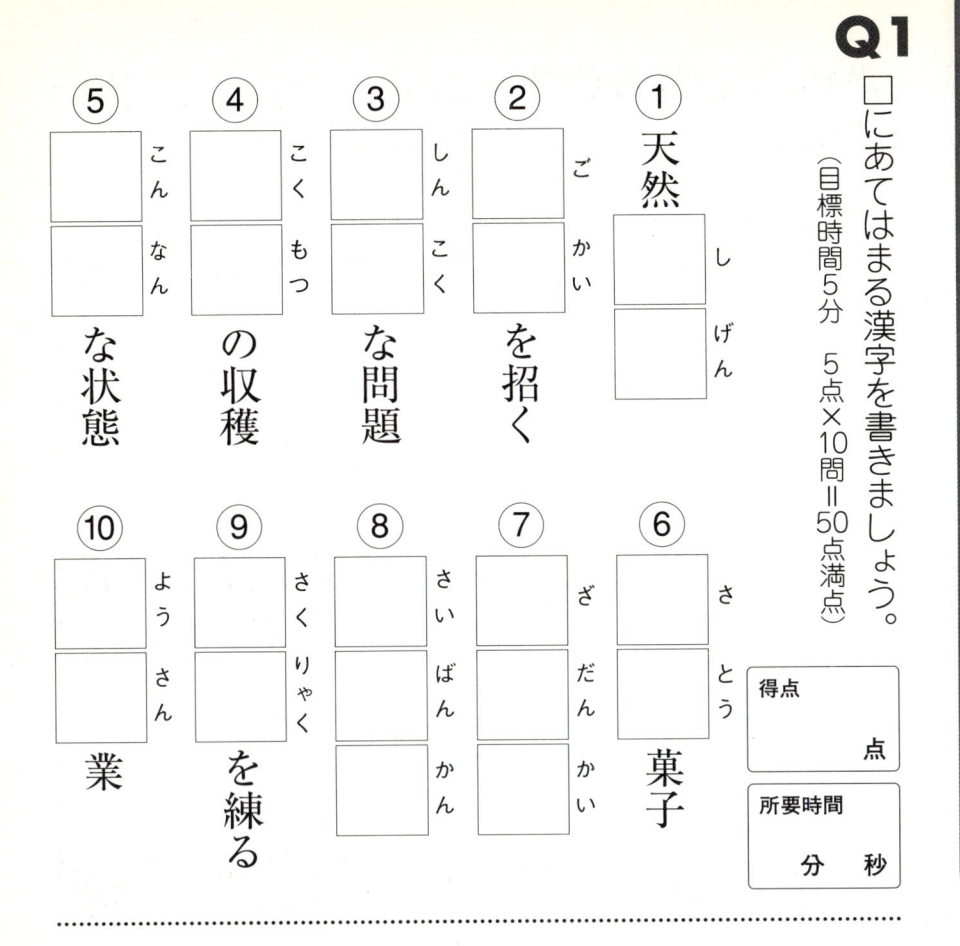

「脳力」を鍛える大人の漢字トレーニング

38日目
6年生で習う漢字③

月 日
合計得点 　点

Q1
□にあてはまる漢字を書きましょう。
（目標時間5分　5点×10問＝50点満点）

① 天然□□（しげん）
② □□（ごかい）を招く
③ □□（しんこく）な問題
④ □□（こくもつ）の収穫
⑤ □□（こんなん）な状態
⑥ □□（さとう）菓子
⑦ □□（ざだんかい）
⑧ □□（さいばんかん）
⑨ □□（さくりゃく）を練る
⑩ □□（ようさん）業

得点　　点
所要時間　　分　秒

Q2 どんな熟語？ その3

ある熟語の読みと、その漢字に使われている部品の一部が明かされています。これをヒントに、元の熟語を当てましょう。
（目標時間5分　50点満点）

例　こうか　父可→校歌

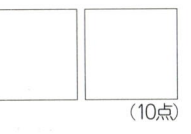

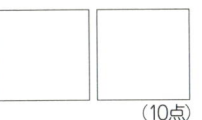

① いぞん　田子→□□（10点）
② こうごう　白口→□□（10点）
③ こうはい　キ火→□□（10点）
④ じゃっかん　右十→□□（20点）

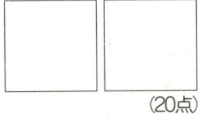

得点　　点
所要時間　　分　秒

解答は110ページ

川島教授のお茶の間レッスン
覚えたらすぐに寝るといいってホント？

記憶は深い睡眠状態のときに定着します。睡眠中にその日に行ったことを復習しているとも考えられています。よい睡眠も大切ですね。

点やはらいに気をつけて、なるべく早くていねいに書きましょう。

5画 音サツ 訓— 冊	6画 音カイ 訓はい 灰	6画 音コウ 訓— 后	6画 音ソン・ゾン 訓— 存	7画 音コン 訓こま(る) 困
冊	灰	后	存	困

8画 音コク 訓きざ(む) 刻	8画 音ジャク 訓わか(い) 若	9画 音コウ・オウ 訓— 皇	9画 音サ・シャ 訓すな 砂	10画 音コウ 訓お(りる)・ふ(る) 降
刻	若	皇	砂	降

10画 音ザ 訓すわ(る) 座	10画 音サン 訓かいこ 蚕	11画 音イ 訓こと 異	11画 音サイ 訓す(む) 済	11画 音シ 訓— 視
座	蚕	異	済	視

12画 音サイ 訓さば(く) 裁	12画 音サク 訓— 策	13画 音ゲン 訓みなもと 源	14画 音ゴ 訓あやま(る) 誤	14画 音コク 訓— 穀
裁	策	源	誤	穀

		16画 音コウ 訓はがね 鋼	16画 音トウ 訓— 糖	18画 音ナン 訓むずか(しい) 難
		鋼	糖	難

なるほど！漢字メモ

「保障」と「保証」の区別は？「保障」は、安全や自由、権利を守ること。「保証」は責任をもって請け合うことです。

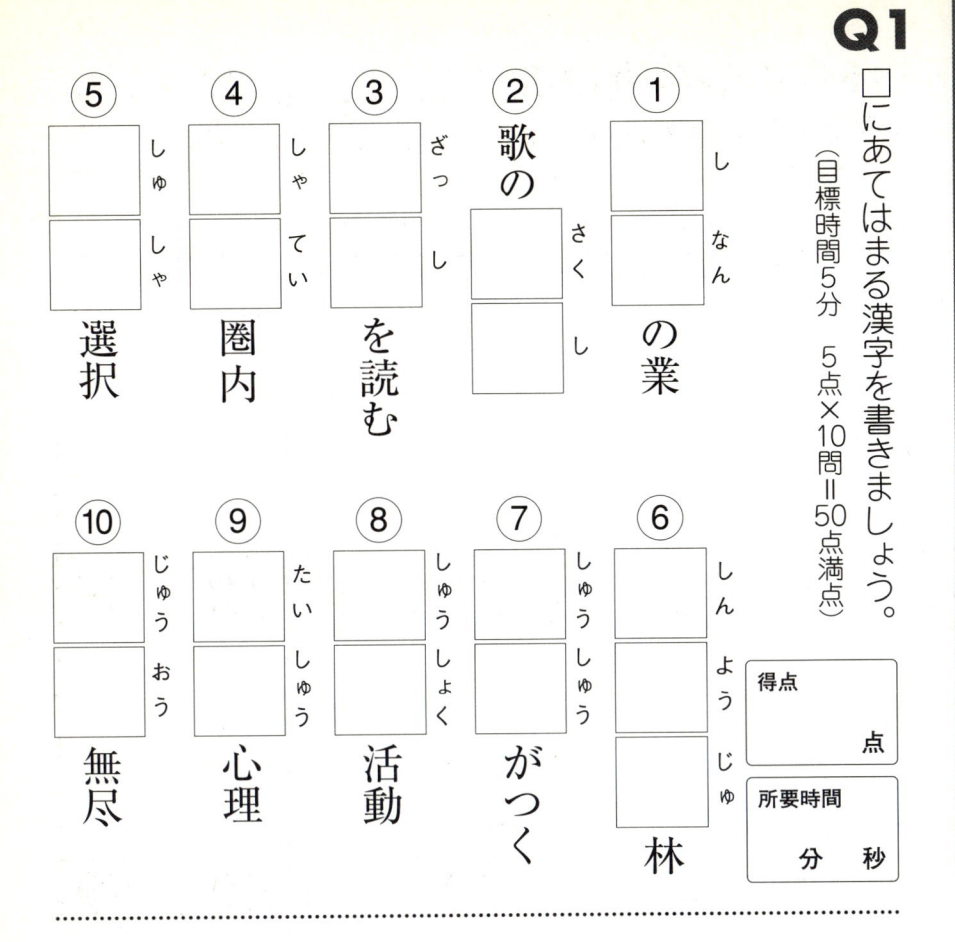

「脳力」を鍛える大人の漢字トレーニング

39日目 — 6年生で習う漢字④

Q1

□にあてはまる漢字を書きましょう。

（目標時間5分　5点×10問＝50点満点）

① し／なん　□□の業
② さくし　歌の□□を読む
③ ざっし　□□を読む
④ しゃてい　□□圏内
⑤ しゅしゃ　□□選択
⑥ しんようじゅ　□□林
⑦ しゅうしゅう　□□がつく
⑧ しゅうしょく　□□活動
⑨ たいしゅう　□□心理
⑩ じゅうおう　□□無尽

Q2 どんな熟語？ その4

ある熟語の読みと、その漢字に使われている部品の一部が明かされています。これをヒントに、元の熟語を当てましょう。

（目標時間5分　50点満点）

例　こうか　父可→校歌

① せんじゅう　寸イ→□□（10点）
② ぜんしょ　口夂→□□（10点）
③ はいきん　月月→□□（10点）
④ よくばん　立免→□□（20点）

解答は110ページ

川島教授のお茶の間レッスン
初対面の人の顔と名前を覚えるには？

五感を使って覚えると記憶が定着しやすくなります。相手の声や姿の特徴をとらえ、会話の中で相手の名前を声に出すといいですね。

点やはらいに気をつけて、なるべく早くていねいに書きましょう。

4画 音シャク 訓—	尺	4画 音シュウ 訓おさ(める)	収	5画 音ショ 訓—	処	6画 音シ 訓いた(る)	至	8画 音シュウ 訓—	宗
9画 音セン 訓もっぱ(ら)	専	9画 音ハイ 訓せ・せい	背	10画 音シャ 訓い(る)	射	10画 音ジュウ 訓したが(う)	従	10画 音ジュン 訓—	純
10画 音シン 訓はり	針	11画 音シャ 訓す(てる)	捨	11画 音ヨク 訓—	翌	12画 音キン 訓すじ	筋	12画 音シ 訓—	詞
12画 音シュウ 訓つ(く)	就	12画 音シュウ 訓—	衆	12画 音ゼン 訓よ(い)	善	12画 音バン 訓—	晩	14画 音シ 訓—	誌
				15画 音ショ 訓—	諸	16画 音ジュ 訓—	樹	16画 音ジュウ 訓たて	縦

なるほど！漢字メモ

「温かい」と「暖かい」の区別は？
「温かい」は物の温度や心のぬくもり、反対語は「冷たい」。
「暖かい」は気温、反対語は「寒い」。

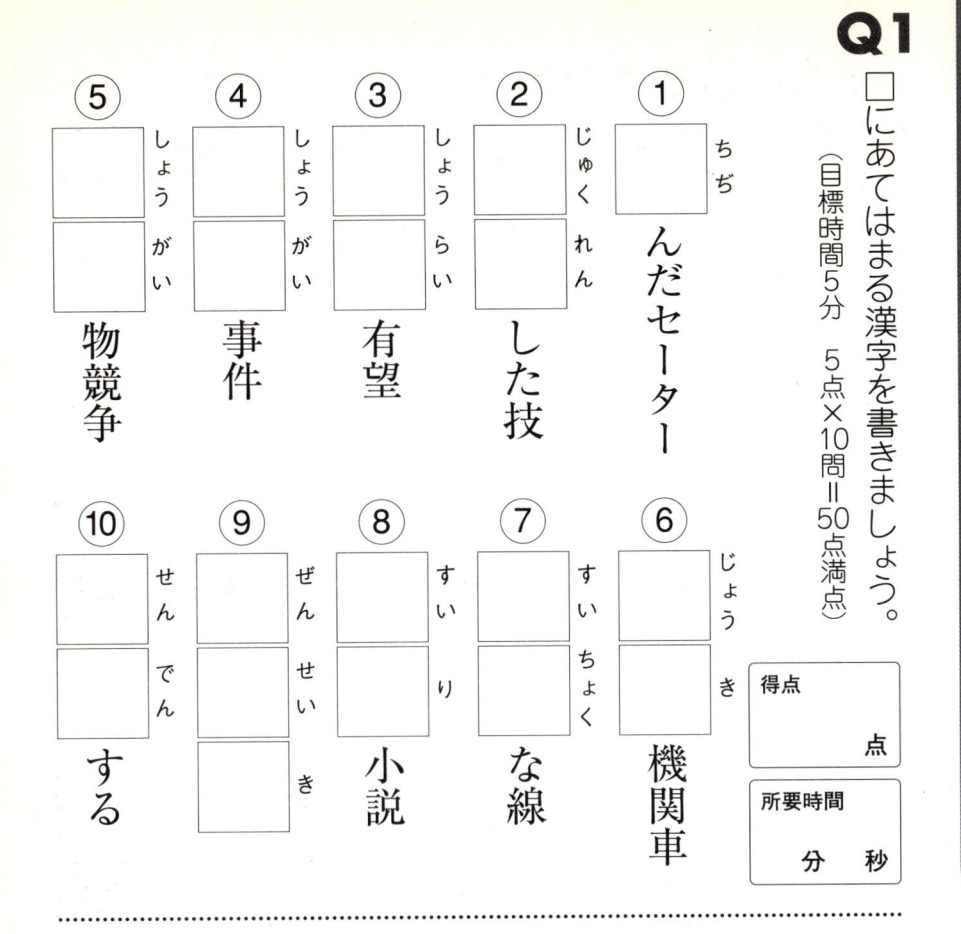

「脳力」を鍛える大人の漢字トレーニング

40日目
6年生で習う漢字⑤

月 日

合計得点 　点

Q1

□にあてはまる漢字を書きましょう。
（目標時間5分　5点×10問＝50点満点）

① ちぢ　んだセーター
② じゅくれん　した技
③ しょうらい　有望
④ しょうがい　事件
⑤ しょうがい　物競争
⑥ じょうき　機関車
⑦ すいちょく　な線
⑧ すいり　小説
⑨ ぜんせいき
⑩ せんでん　する

得点　点
所要時間　分　秒

Q2 変化する文字

左端の「徐」の、へんかつくりのどちらかを入れ替えて、新しい文字を作ってください。ただし、指定された読み方の漢字にならないといけません。同じ要領で、次々と漢字を作っていきましょう。なお、読み方には送り仮名も含まれます。
（目標時間5分　10点×5問＝50点満点）

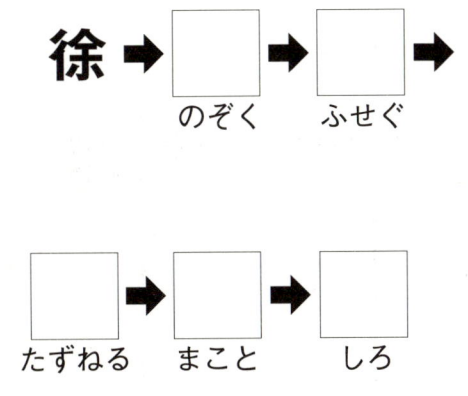

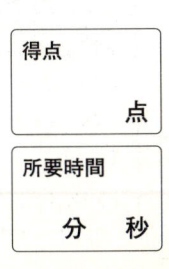

徐 → □(のぞく) → □(ふせぐ)

□(たずねる) → □(まこと) → □(しろ)

得点　点
所要時間　分　秒

解答は110ページ

川島教授のお茶の間レッスン
過去の話に花を咲かす

記憶の回路をたどり、昔のことを思い出して会話をすることは、記憶の回路のつながりを強くし、脳の働きを活発にします。

点やはらいに気をつけて、なるべく早くていねいに書きましょう。

3画 音スン 訓— 寸	4画 音ジン 訓— 仁	6画 音タク 訓— 宅	8画 音スイ 訓た(れる) 垂	9画 音ジョウ 訓しろ 城
寸	仁	宅	垂	城

9画 音セン 訓— 宣	9画 音セン 訓いずみ 泉	9画 音セン 訓あら(う) 洗	10画 音ジョ 訓のぞ(く) 除	10画 音ショウ 訓— 将
宣	泉	洗	除	将

11画 音イキ 訓— 域	11画 音スイ 訓お(す) 推	11画 音セイ 訓も(る) 盛	11画 音ホウ 訓たず(ねる) 訪	12画 音ソウ 訓— 創
域	推	盛	訪	創

13画 音ショウ 訓きず 傷	13画 音ジョウ 訓む(す) 蒸	13画 音セイ 訓— 聖	13画 音セイ 訓まこと 誠	14画 音ショウ 訓さわ(る) 障
傷	蒸	聖	誠	障

		14画 音ソウ 訓— 層	15画 音ジュク 訓う(れる) 熟	17画 音シュク 訓ちぢ(む) 縮
		層	熟	縮

なるほど！漢字メモ

「必死」と「必至」の区別は？「必死」は命がけで力の限り尽くすこと。「必至」は必ずそうなること。【例】必死に逃げる。明日の〆切は必至だ。

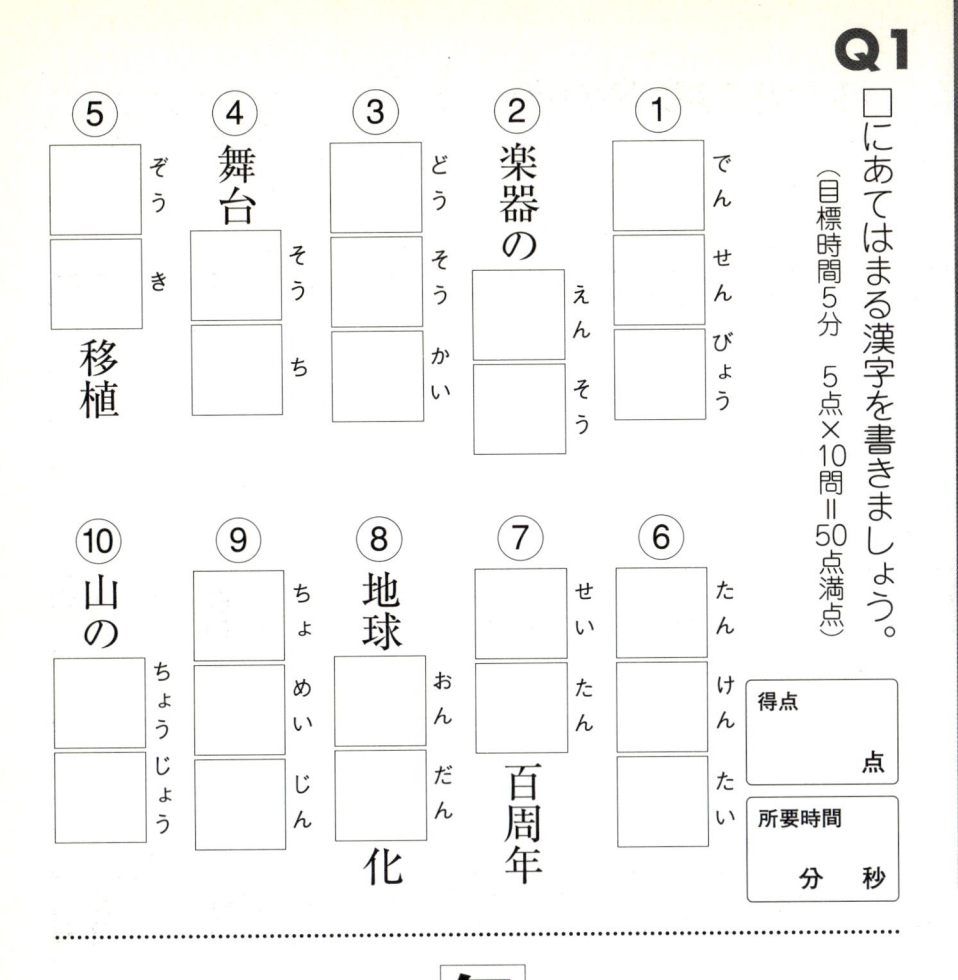

「脳力」を鍛える大人の漢字トレーニング

41日目 — 6年生で習う漢字⑥

月　日

合計得点　　点

Q1

□にあてはまる漢字を書きましょう。

（目標時間5分　5点×10問＝50点満点）

① でんせんびょう　□□
② 楽器の　えんそう　□□
③ どうそうかい　□□
④ 舞台　そうち　□□
⑤ ぞうき　□□　移植
⑥ たんけんたい　□□
⑦ せいたん　□　百周年
⑧ 地球　おんだんか　□□
⑨ ちょめいじん　□□
⑩ 山の　ちょうじょう　□□

得点　　点
所要時間　　分　秒

Q2　十字パズル その9

真ん中のマスに漢字を入れて、上下左右に4個熟語ができるようにしましょう。

（目標時間5分　25点×2問＝50点満点）

①　気 → □ ← 肋　→ 太
　　　　↓
　　　　身

②　財
　　↓
　　重 → □ → 船
　　↓
　　庫

得点　　点
所要時間　　分　秒

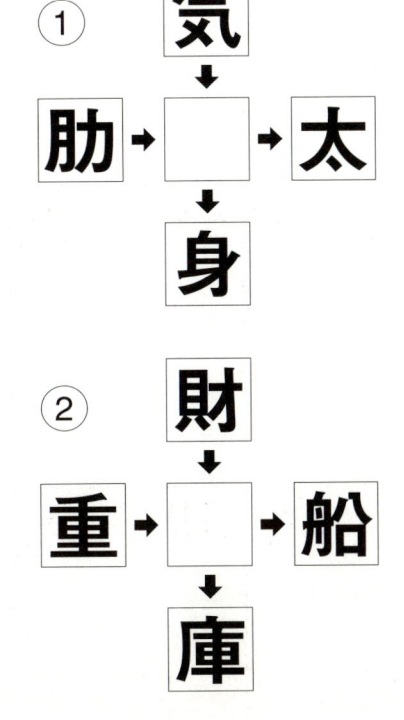

← 解答は110ページ

川島教授のお茶の間レッスン
歌を歌おう

歌うことは脳を活性します。特に、カラオケではなく無伴奏で、記憶の中にある歌詞や音階、リズムを思い出して歌うとよいでしょう。

点やはらいに気をつけて、なるべく早くていねいに書きましょう。

5画 音チョウ 訓— 庁	8画 音チュウ 訓— 宙	8画 音チュウ 訓— 忠	8画 音— 訓とど(ける) 届	8画 音ニュウ 訓ちち 乳
庁	宙	忠	届	乳

8画 音ホウ 訓たから 宝	9画 音セン 訓そ(める) 染	9画 音ソウ 訓かな(でる) 奏	9画 音ダン 訓— 段	10画 音コツ 訓ほね 骨
宝	染	奏	段	骨

10画 音チ 訓ね・あたい 値	10画 音トウ 訓— 党	11画 音ソウ 訓まど 窓	11画 音タン 訓さが(す) 探	11画 音チョ 訓いちじる(しい) 著
値	党	窓	探	著

11画 音チョウ 訓いただ(く) 頂	11画 音ノウ 訓— 脳	12画 音ソウ・ショウ 訓よそお(う) 装	12画 音ツウ 訓いた(い) 痛	13画 音ダン 訓あたた(かい) 暖
頂	脳	装	痛	暖

			15画 音タン 訓— 誕	19画 音ゾウ 訓— 臓
			誕	臓

なるほど！ 漢字メモ

「下りる」と「降りる」の区別は？
「下りる」は広い意味で上から下に向かうこと。反対語は「上る」。
【例】幕が下りる。
「降りる」は乗り物から外へ出る、地位を退くなどの意味。反対語は「乗る・登る」。
【例】車から降りる。

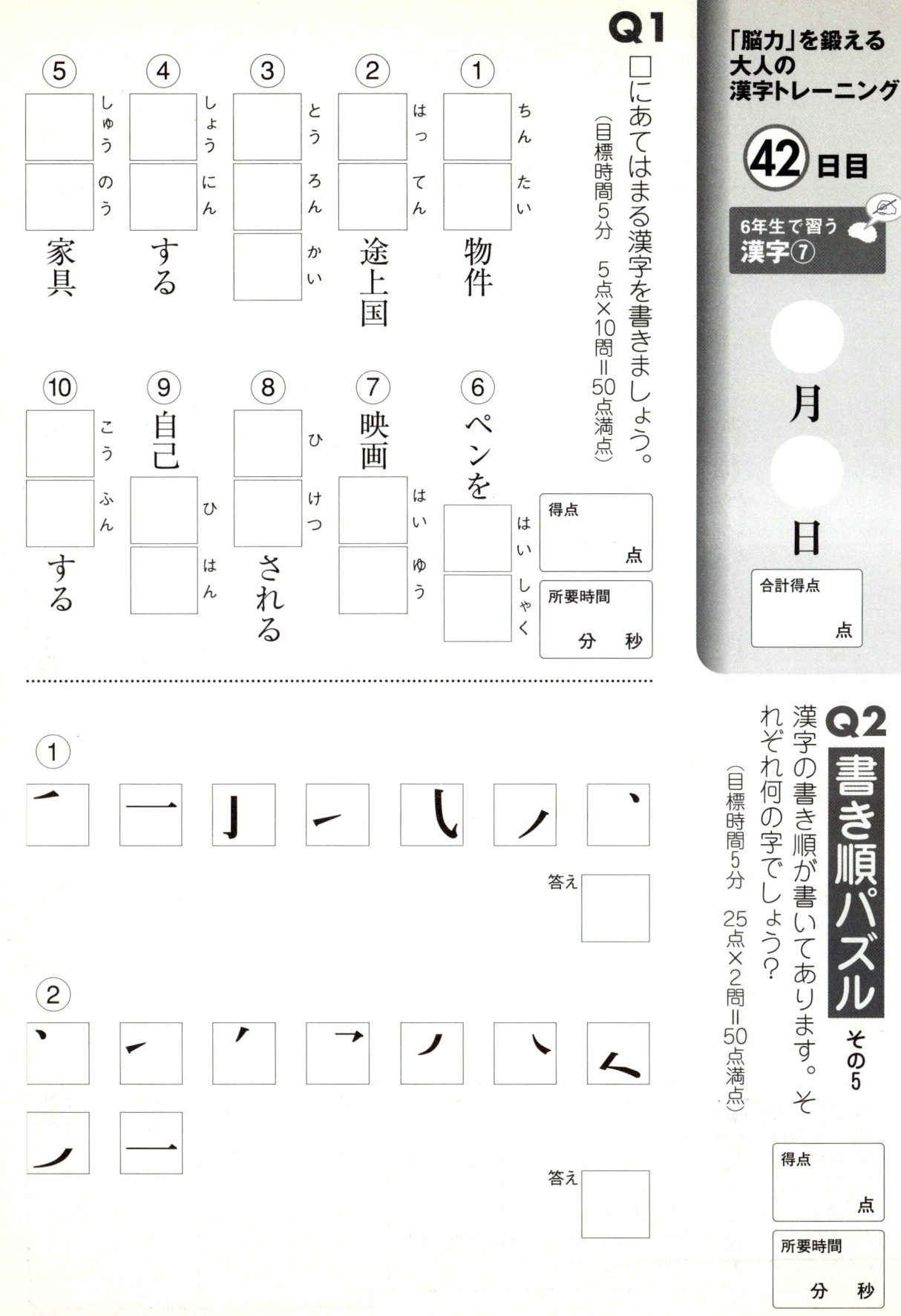

「脳力」を鍛える大人の漢字トレーニング

42日目

6年生で習う 漢字⑦

月 日

合計得点 　点

Q1

□にあてはまる漢字を書きましょう。

（目標時間5分　5点×10問＝50点満点）

① ちん／たい　□□物件
② はっ／てん　□□途上国
③ とう／ろん／かい　□□□
④ しょう／にん　□□する
⑤ しゅう／のう　□□家具
⑥ ペンを　はい／しゃく　□□
⑦ 映画　はい／ゆう　□□
⑧ ひ／けつ　□□される
⑨ 自己　ひ／はん　□□
⑩ こう／ふん　□□する

得点 　点
所要時間 　分　秒

Q2 書き順パズル その5

漢字の書き順が書いてあります。それぞれ何の字でしょう？

（目標時間5分　25点×2問＝50点満点）

① 一 一 亅 一 乚 ノ　答え □

② 丶 ノ ノ → ノ 丶 く ノ 一　答え □

得点 　点
所要時間 　分　秒

← 解答は110ページ

川島教授のお茶の間レッスン
忘れることも必要

すべてを覚えていることが必ずしも良いとは限りません。忘れることで効率よく新しい記憶が脳に収まり、前向きにもなれるのです。

点やはらいに気をつけて、なるべく早くていねいに書きましょう。

7画 音ガ 訓われ	7画 音ヒ 訓いな	7画 音ヒ 訓—	7画 音ボウ 訓わす(れる)	8画 音ハイ 訓おが(む)
我	否	批	忘	拝

8画 音ヘイ 訓なみ・なら(べる)	9画 音シ 訓すがた	9画 音ハ 訓—	9画 音ハイ 訓—	10画 音テン 訓—
並	姿	派	肺	展

10画 音トウ 訓う(つ)	10画 音ノウ 訓おさ(める)	10画 音ハイ 訓—	10画 音ハン 訓—	10画 音ヘイ 訓—
討	納	俳	班	陛

11画 音ヘイ 訓と(じる)・し(める)	13画 音チン 訓—	13画 音フク 訓はら	14画 音ニン 訓みと(める)	15画 音ロン 訓—
閉	賃	腹	認	論

			16画 音フン 訓ふる(う)	17画 音ユウ 訓やさ(しい)・すぐ(れる)
			奮	優

なるほど！漢字メモ

「おさめる」の区別は？ 4種類あります。
① 「収める」は自分の手に入れる、元通りに片づける、落ち着かせること。
【例】勝利を収める。
② 「納める」は相手に渡す、ある場所に入れること。
【例】税金を納める。

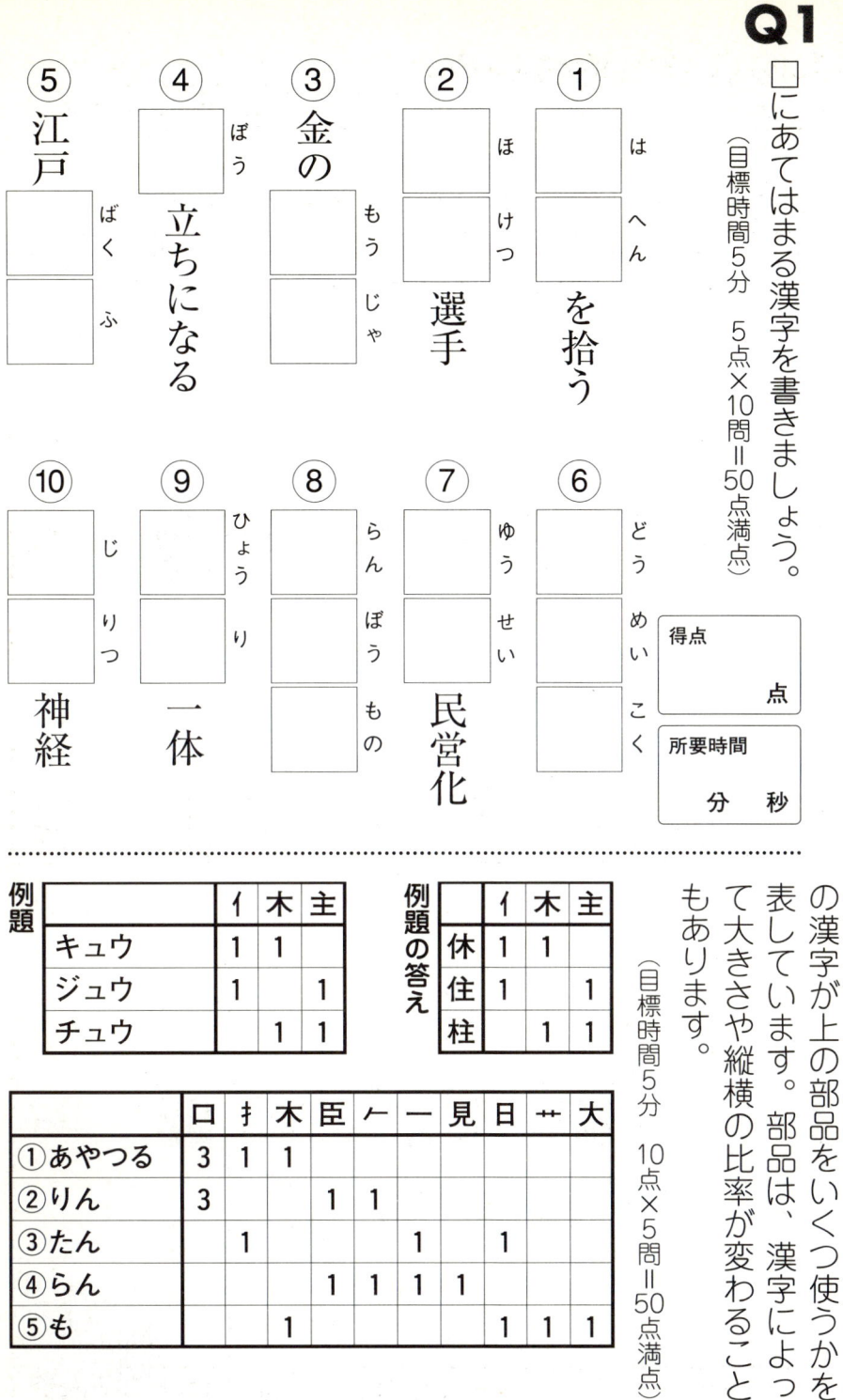

「脳力」を鍛える大人の漢字トレーニング

43日目

6年生で習う漢字⑧

月　日

合計得点　点

Q1

□にあてはまる漢字を書きましょう。

（目標時間5分　5点×10問＝50点満点）

① は／へん　□□を拾う
② ほ／けつ　□□選手
③ 金の□／もうじゃ
④ ぼう□／立ちになる
⑤ 江戸□□／ばく・ふ
⑥ どう／めい／こく　□□□
⑦ ゆう／せい　□□民営化
⑧ らん／ぼう／もの　□□□
⑨ ひょう／り　□□一体
⑩ じ／りつ　□□神経

得点　点
所要時間　分　秒

Q2 漢字部品パズル

左に書いてある読みに合う漢字を書き込みましょう。読みには送り仮名も入っています。上の段には漢字の一部が書いてあります。数字は、その漢字が上の部品をいくつ使うかを表しています。部品は、漢字によって大きさや縦横の比率が変わることもあります。

（目標時間5分　10点×5問＝50点満点）

例題	イ	木	主
キュウ	1	1	
ジュウ	1		1
チュウ		1	1

例題の答え	イ	木	主
休	1	1	
住	1		1
柱		1	1

	口	扌	木	臣	𠂉	一	見	日	艹	大
①あやつる	3	1	1							
②りん	3			1	1					
③たん		1				1		1		
④らん			1	1		1	1			
⑤も			1					1	1	1

① □　② □　③ □　④ □　⑤ □

得点　点
所要時間　分　秒

← 解答は110ページ

川島教授のお茶の間レッスン
脳は使えば使うほど鍛えられる！

漢字練習はいかがでしたか。年をとっても、このように脳を使えば、まだまだ鍛えられます。脳が元気ならいろんなことを楽しめますよ！

点やはらいに気をつけて、なるべく早くていねいに書きましょう。

3画 音ボウ・モウ 訓な(い) 亡	4画 音ヘン 訓かた 片	5画 音ヨウ 訓おさな(い) 幼	7画 音ラン 訓みだ(れる) 乱	7画 音ラン 訓たまご 卵
亡	片	幼	乱	卵

8画 音タン 訓かつ(ぐ)・にな(う) 担	8画 音マイ 訓— 枚	9画 音リツ 訓— 律	10画 音ロウ 訓ほが(らか) 朗	11画 音ヤク 訓わけ 訳
担	枚	律	朗	訳

11画 音ユウ 訓— 郵	12画 音ホ 訓おぎな(う) 補	12画 音ボウ 訓— 棒	13画 音マク・バク 訓— 幕	13画 音メイ 訓— 盟
郵	補	棒	幕	盟

13画 音リ 訓うら 裏	14画 音ジ 訓— 磁	14画 音ボ 訓く(れる) 暮	14画 音モ・ボ 訓— 模	16画 音ソウ 訓あやつ(る) 操
裏	磁	暮	模	操

			17画 音ラン 訓— 覧	18画 音リン 訓のぞ(む) 臨
			覧	臨

なるほど！ 漢字メモ

「おさめる」の区別は？② 98ページの続きです。

③「治める」は政治を行う、世の乱れをしずめること。
【例】国を治める。

④「修める」は学問や技術、芸などを身につける、行いを正しくすること。
【例】学問を修める。

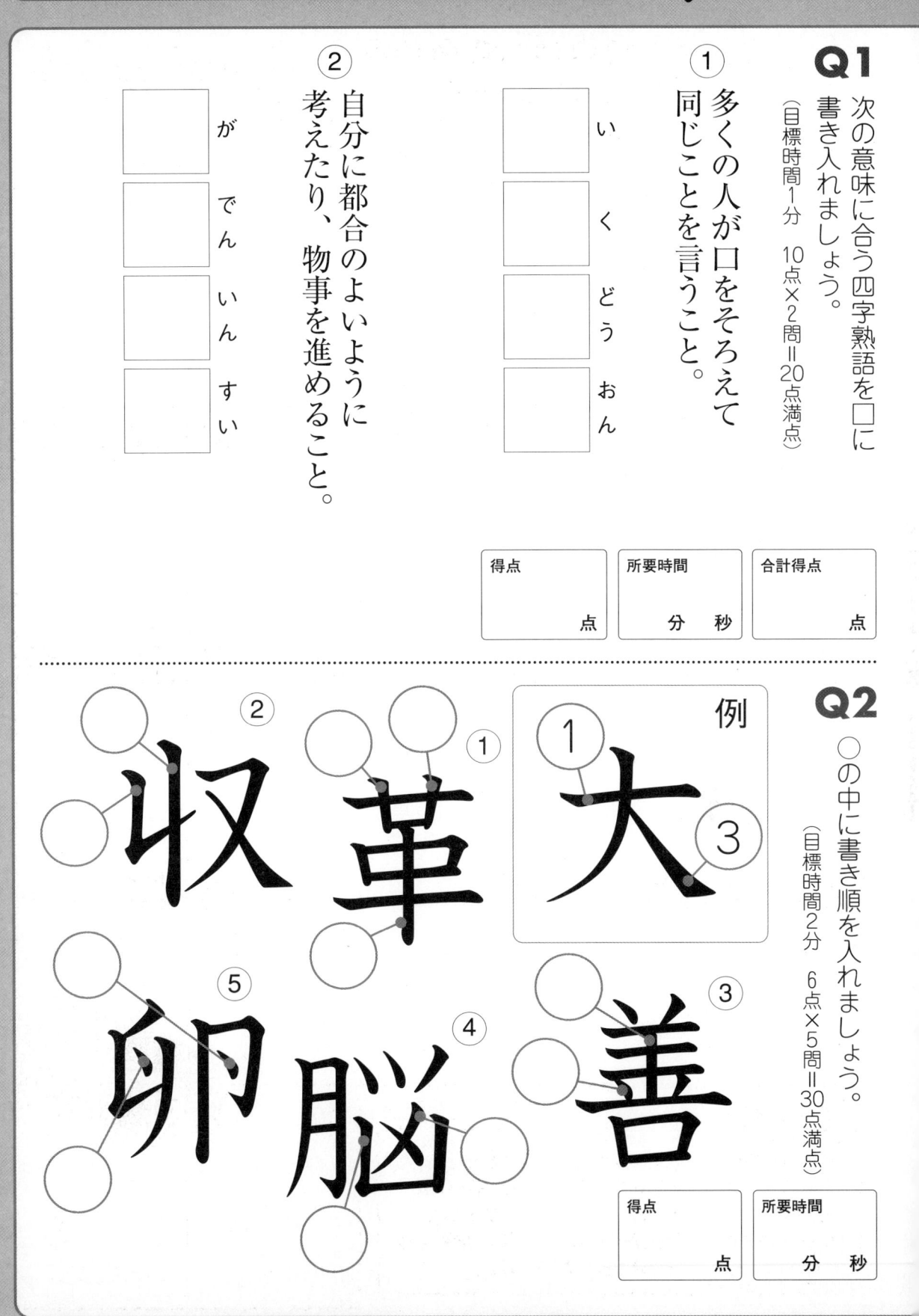

「脳力」を鍛える 6年漢字おさらいテスト

→ 解答は111ページ

Q1

次の意味に合う四字熟語を□に書き入れましょう。
（目標時間1分　10点×2問＝20点満点）

① 多くの人が口をそろえて同じことを言うこと。
□□□□　い く どう おん

② 自分に都合のよいように考えたり、物事を進めること。
□□□□　が でん いん すい

得点　　点　　所要時間　　分　秒　　合計得点　　点

Q2

○の中に書き順を入れましょう。
（目標時間2分　6点×5問＝30点満点）

例：大（①③）

① 革
② 収
③ 善
④ 脳
⑤ 卵

得点　　点　　所要時間　　分　秒

← 102ページへ続く

Q3 次のヒントを読んであてはまる漢字を入れましょう。

（目標時間3分　5点×10問＝50点満点）

得点　　　点

所要時間　　分　秒

① 3億円が当たることもあるのは？　……□くじ

② 5・7・5の17音で季語のある短い詩は？　……□□

③ 息をすったり、はいたりすることは？　……□□

④ 神仏などの前に物を差し上げることは？　……□える

⑤ 災害などのために前もって用意しておくことは？　……□える

⑥ 決まった所に通って、仕事につくことは？　……□める

⑦ 委員長、主役などの役目を受け持つことは？　……□める

⑧ 一生懸命にはげむことは？　……□める

⑨ 甘くて白い粉で、お菓子にたくさん入っているのは？　……□□

⑩ 先生が生徒の家をたずねることは？　……□□家庭

あなたの脳機能がわかる！ 脳年齢チェックテスト②

漢字トレーニングの成果をチェックしてみましょう。
各問題の制限時間をきちんと守ってくださいね。

→ 解答は111ページ

Q1
下の絵を2分間よく見て覚えましょう。2分たったら本を閉じ、思い出しながら同じ絵をできるだけ正確に描いてください。絵を描く時間に制限はありません。
（10点×5要素＝50点満点）

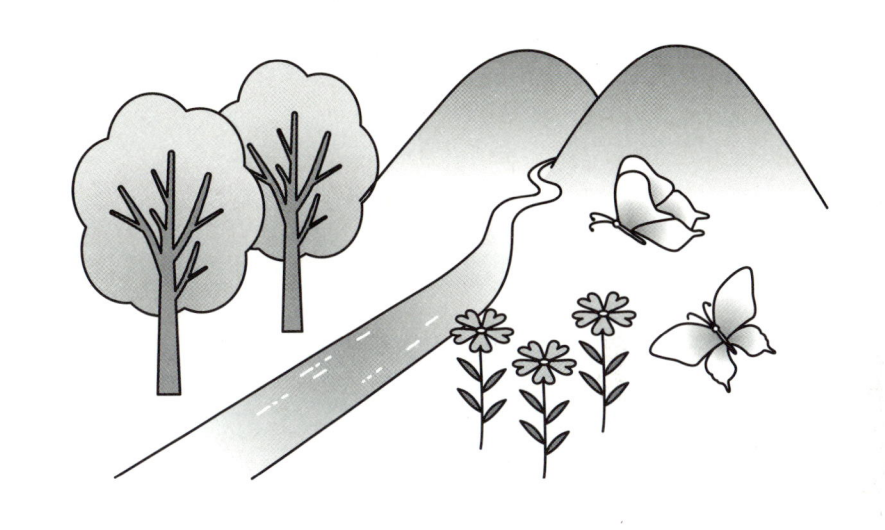

得点
点

Q3
裏返っている文字は、いくつありますか？　　（制限時間30秒　25点）

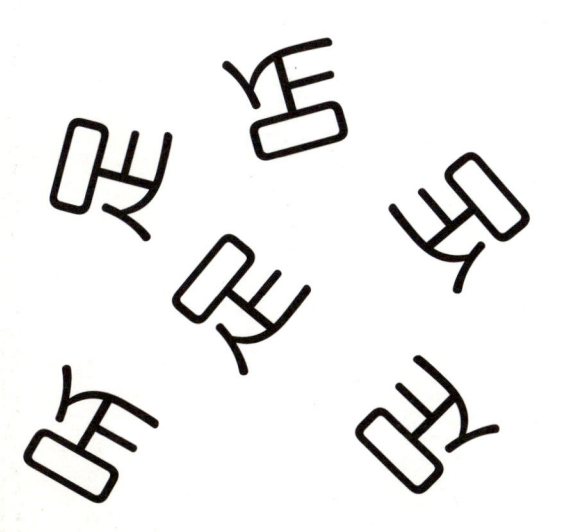

所要時間	得点	答え
分　秒	点	

Q2
右上の絵と同じものはいくつありますか？　　（制限時間30秒　25点）

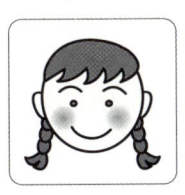

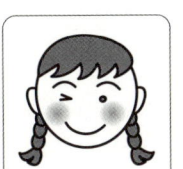

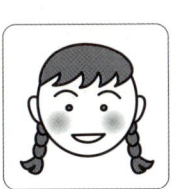

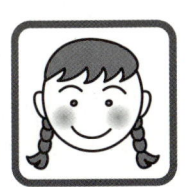

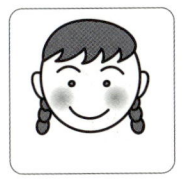

所要時間	得点	答え
分　秒	点	

P5 1年生で習う漢字① 　1日目
Q1 ①左右 ②千円 ③大音 ④王 ⑤山 ⑥花 ⑦貝 ⑧休 ⑨空 ⑩犬
Q2 ミニクロその1
①■ヨコの1 大正　■ヨコの2 名月　タテの1 大名　タテの3 正月
②■ヨコの1 白玉　■ヨコの2 金子　タテの1 白金　タテの3 玉子

P7 1年生で習う漢字② 　2日目
Q1 ①見学 ②森林 ③口 ④早足 ⑤男女 ⑥町村 ⑦中学校 ⑧文字 ⑨入力 ⑩虫
Q2 書き順パズルその1
①車 ②赤

P9 1年生で習う漢字③ 　3日目
Q1 ①生 ②目 ③地 ④手 ⑤本 ⑥出 ⑦下校 ⑧雨天 ⑨気 ⑩青
Q2 あれこれ変換
①雨水 ②立木 ③耳目 ④天火 ⑤小生 ⑥人出 ⑦青年 ⑧下手 ⑨先日 ⑩本気

P11 1年生で習う漢字④ 　4日目
Q1 ①糸 ②上 ③百 ④夕 ⑤石 ⑥川 ⑦草 ⑧竹 ⑨田 ⑩土
Q2 漢字抜け熟語その1
1 七　2 五　3 十　4 八　5 九　6 三　7 四　8 六　9 二　10 一

P13 「脳力」を鍛える 1年漢字おさらいテスト
Q1 ①一朝一夕 ②青天白日
Q2
① 右（①上、②左下）
② 左（①中、②上、③払い）
③ 女（①右、②左、③横）
④ 止（①縦、②上横）
⑤ 入（①左払い、②右払い）
Q3 ①赤 ②青 ③白 ④犬 ⑤糸 ⑥月 ⑦火 ⑧耳 ⑨口 ⑩目

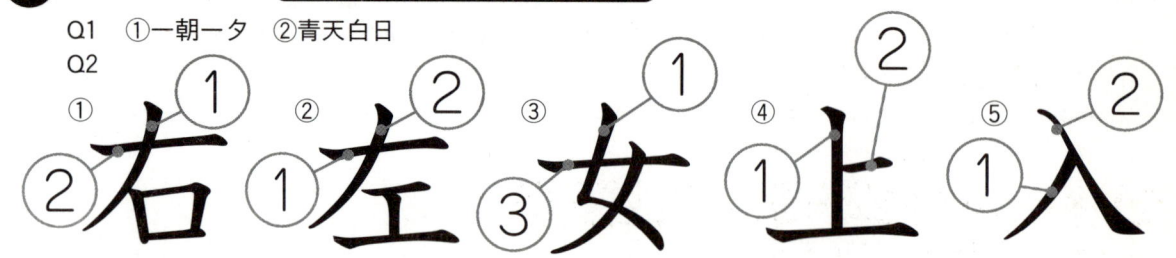

P15 2年生で習う漢字① 　5日目
Q1 ①絵画 ②売買 ③午後 時 ④親 友 ⑤図書 ⑥魚 ⑦心 ⑧肉 食 ⑨昼夜 ⑩角
Q2 十字パズルその1
①茶 ②工

P17 2年生で習う漢字② 　6日目
Q1 ①帰 ②書 記 ③電車 ④交通 ⑤半分 ⑥公園 ⑦引用 ⑧外 家 ⑨遠回 ⑩春 秋
Q2 十字パズルその2
①海 ②家

P19 2年生で習う漢字③ 7日目
Q1 ①家来 ②万里 ③計算 ④雲 切 間 ⑤弓道 ⑥星 数 ⑦多少 ⑧考書 ⑨会話 ⑩自首
Q2 漢字の式その1
①新聞 ②船頭

P21 2年生で習う漢字④ 8日目
Q1 ①姉妹 ②兄弟 ③毎週 曜 ④方角 ⑤番組 ⑥直下 ⑦地元 店 ⑧元気 馬 ⑨門戸 ⑩細切
Q2 漢字の式その2
①理科 ②台地

P23 2年生で習う漢字⑤ 9日目
Q1 ①活用 ②夜汽車 ③牛 ④雪 ⑤北 ⑥南 ⑦走 ⑧体力 ⑨晴 ⑩青二才
Q2 漢字抜け熟語その2
1明 2東 3風 4原 5野 6古 7語 8今 9西 10色

P25 2年生で習う漢字⑥ 10日目
Q1 ①太 線 ②木刀 ③歩行 ④小麦 ⑤父兄会 ⑥広大 ⑦寺社 ⑧池 ⑨歌声 ⑩気楽
Q2 同じ音の漢字その1
①長 鳥 朝 ②谷 黒 国

P27 2年生で習う漢字⑦ 11日目
Q1 ①羽毛 ②京 ③強 ④教室 ⑤人形 ⑥工場 ⑦鳴 ⑧市内 ⑨中止 ⑩一矢
Q2 同じ音の漢字その2
①丸 岩 顔 ②行 高 黄

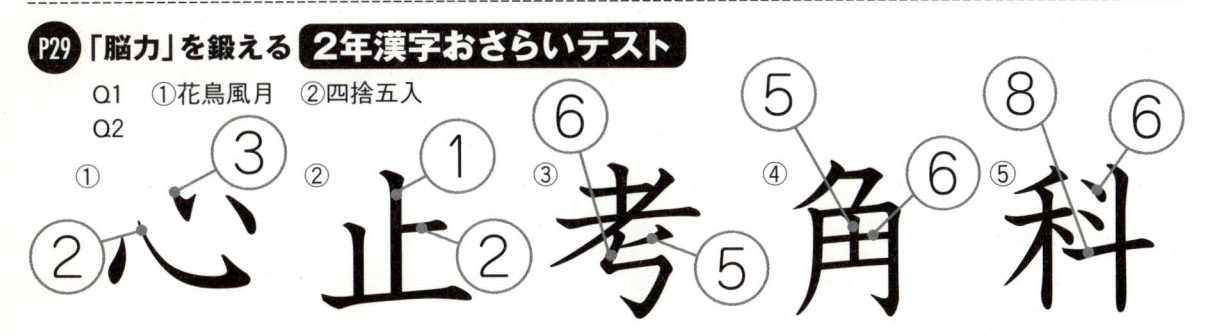

P29 「脳力」を鍛える 2年漢字おさらいテスト
Q1 ①花鳥風月 ②四捨五入
Q2
①② 心(③) ②止(①)(②) 考(⑥)(⑤) 角(④)(⑤)(⑥) 科(⑧)(⑥)
Q3 ①夏 ②朝 ③船 ④米 ⑤鳥 ⑥親友 ⑦兄弟 ⑧姉妹 ⑨風船 ⑩東西南北

P31 3年生で習う漢字① 12日目
Q1 ①野球 ②安全 ③研究 ④病院 ⑤庭園 ⑥歯医 ⑦飲酒 転 ⑧屋上 ⑨追放 ⑩帳面

Q2 ミニクロその2
①■ヨコの1 開放　■ヨコの2 運送　■タテの1 開運　■タテの3 放送
②■ヨコの1 反面　■ヨコの2 対談　■タテの1 反対　■タテの3 面談

P33 3年生で習う漢字② 13日目
Q1　①遊泳　②寒波　③感想文　④漢方薬　⑤体育館　⑥起立 礼　⑦命拾　⑧君主　⑨区役　⑩温度
Q2 ミニクロその3
①■ヨコの1 悪筆　■ヨコの2 役者　■タテの1 悪役　■タテの3 筆者
②■ヨコの1 宿主　■ヨコの2 命題　■タテの1 宿命　■タテの3 主題

P35 3年生で習う漢字③ 14日目
Q1　①乗客　②行進曲　③昭和　④苦手　⑤期待　⑥黄緑色　⑦鼻血　⑧宮仕　⑨急 去　⑩都道 県
Q2 十字パズルその3
①宮　②葉

P37 3年生で習う漢字④ 15日目
Q1　①幸福感　②向上　③空港　④暑　⑤祭　⑥皮肉　⑦多数決　⑧州知事　⑨太平洋　⑩注意
Q2 十字パズルその4
①題　②受

P39 3年生で習う漢字⑤ 16日目
Q1　①所持品　②助太刀　③消化　④商　⑤文章　⑥汽笛　⑦息　⑧昔話　⑨申　⑩調整
Q2 漢字の式その3
①始動　②住所

P41 3年生で習う漢字⑥ 17日目
Q1　①軽自動　②部屋　③詩集　④時速　⑤水族館　⑥他人　⑦落 着　⑧打楽　⑨炭水　⑩短気
Q2 漢字の式その4
①集配　②軽油

P43 3年生で習う漢字⑦ 18日目
Q1　①大黒柱　②級委員　③箱 中身　④羊毛　⑤投合　⑥勝負　⑦大豆　⑧列島　⑨登山　⑩農家 畑
Q2 間違えたふりがなその1
①氷柱　②鉄橋　③等身　④神童

P45 3年生で習う漢字⑧ 19日目
Q1　①発表会　②下 坂　③板　④終着駅　⑤悲鳴　⑥重荷　⑦美　⑧秒　⑨由来　⑩銀世界

解答

Q2 　間違えたふりがなその2
Q1 　①世代　②丁重　③真相　④終業

P47 「脳力」を鍛える 3年漢字おさらいテスト

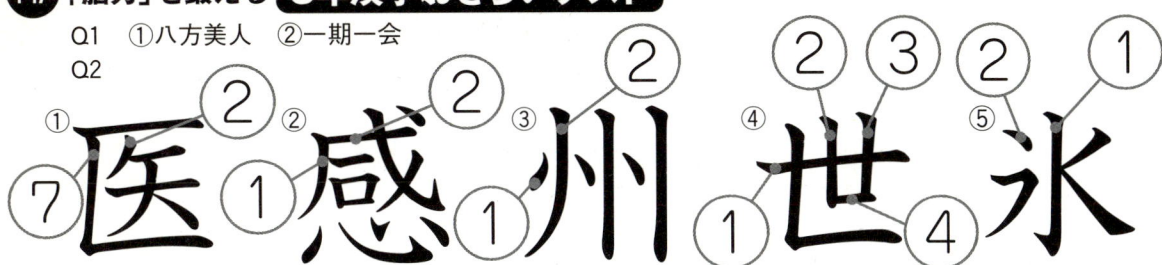

Q1 　①八方美人　②一期一会
Q2

医（①7 ②2）　感（①1 ②2 ③2）　州（①1 ②2 ③3 ④4）　世（①1 ②2 ③3 ④4）　氷（①1 ②2 ③5）

Q3 　①血　②福　③港　④湯　⑤坂　⑥遊園地　⑦注意　⑧身長　⑨小豆　⑩写真

P49 4年生で習う漢字① 20日目

Q1 　①案　②争　③胃腸　④大臣　⑤笑顔　⑥直径　⑦日照　⑧不思議　⑨漁業　⑩位置
Q2 　ミニクロその4
①■ヨコの1 不便　■ヨコの2 戦利　■タテの1 不戦　■タテの3 便利
②■ヨコの1 無毒　■ヨコの2 残殺　■タテの1 無残　■タテの3 毒殺

P51 4年生で習う漢字② 21日目

Q1 　①最初　②天然　③子孫　④器械　⑤唱　⑥包囲　⑦軍隊　⑧印象　⑨低温　⑩印刷
Q2 　どんな熟語？その1
①官軍　②器量　③最低　④熱帯

P53 4年生で習う漢字③ 22日目

Q1 　①周　②栄養　③冷静　④塩化　⑤億万　⑥結果　⑦貨物　⑧放課後　⑨徒競走　⑩航空機
Q2 　書き順パズルその2
①初　②希

P55 4年生で習う漢字④ 23日目

Q1 　①健康　②大成功　③労働　④歴史　⑤順調　⑥以内　⑦救急車　⑧旗色　⑨積極的　⑩号泣
Q2 　書き順パズルその3
①飛　②極

P57 4年生で習う漢字⑤ 24日目

Q1 　①清　②敗北　③特産　④付加　⑤選挙　⑥辞典　⑦表札　⑧貯金　⑨全治　⑩種改
Q2 　十字パズルその5
①輪　②札

P59 4年生で習う漢字⑥ 　**25日目**
Q1 ①帰省 ②焼 ③折半 ④古巣 ⑤側面 ⑥節約 ⑦連続 ⑧博愛 ⑨卒中 ⑩伝達
Q2 十字パズルその6
①菜 ②愛

P61 4年生で習う漢字⑦ 　**26日目**
Q1 ①予兆 ②祝 ③底辺 ④努力 ⑤消灯 ⑥本堂 ⑦心得 ⑧梅 ⑨朝飯前 ⑩旅費
Q2 漢字の式その5
①念願 ②要望

P63 4年生で習う漢字⑧ 　**27日目**
Q1 ①必死 ②副作用 ③衣類 ④粉末 ⑤放牧 ⑥大満足 ⑦未完成 ⑧動脈 ⑨勇 ⑩録画
Q2 漢字の式その6
①類型 ②給料

P65 「脳力」を鍛える 4年漢字おさらいテスト
Q1 ①二束三文 ②言語道断
Q2 ①印（③②⑤④） ②帯（③②⑤） ③兆（①②③） ④必（①②） ⑤無（④③）
Q3 ①別 ②分 ③泣 ④鳴 ⑤力士 ⑥試験 ⑦太陽 ⑧消印 ⑨望遠鏡 ⑩松竹梅

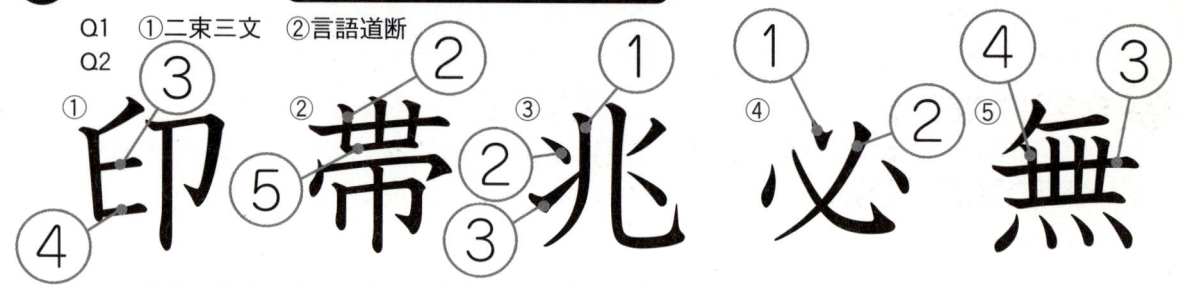

P67 5年生で習う漢字① 　**28日目**
Q1 ①支持率 ②移住 ③非常識 ④原因 ⑤衛生 ⑥貿易 ⑦講義 ⑧利益 ⑨血液型 ⑩応接間
Q2 ミニクロその5
①■ヨコの1 演技　■ヨコの2 武術　■タテの1 演武　■タテの3 技術
②■ヨコの1 常任　■ヨコの2 総務　■タテの1 常総　■タテの3 任務

P69 5年生で習う漢字② 　**29日目**
Q1 ①過去 ②可欠 ③仮病 ④検査 ⑤価格 ⑥快適 ⑦確証 ⑧高額 ⑨幹線 ⑩習慣
Q2 どんな熟語？その2
①恩師 ②検眼 ③減税 ④銅像

P71 5年生で習う漢字③ 　**30日目**
Q1 ①河川 ②高血圧 ③分厚 ④逆境 ⑤許可 ⑥平均 ⑦群 ⑧清潔 ⑨条件 ⑩招待券

Q2 十字パズルその7
①素 ②復

P73 5年生で習う漢字④ 31日目
Q1 ①永久 ②保険 ③制限 ④八重桜 ⑤現状 ⑥事故 ⑦個性 ⑧護衛 ⑨有効 ⑩構造
Q2 十字パズルその8
①設 ②布

P75 5年生で習う漢字⑤ 32日目
Q1 ①興味 ②混雑 ③防災 ④夫婦 ⑤採集 ⑥際 ⑦自在 ⑧酸素 ⑨絶賛 ⑩志望
Q2 漢字の式その7
①解禁 ②規程

P77 5年生で習う漢字⑥ 33日目
Q1 ①空似 ②経営 ③美容師 ④提出 ⑤感謝 ⑥授業 ⑦修理 ⑧述語 ⑨準備 ⑩序
Q2 漢字の式その8
①増刊 ②経略

P79 5年生で習う漢字⑦ 34日目
Q1 ①燃料 ②組織 ③精進 ④責任 ⑤実績 ⑥毒舌 ⑦先祖 ⑧銭湯 ⑨製造 ⑩迷宮
Q2 書き順パズルその4
①耕 ②張

P81 5年生で習う漢字⑧ 35日目
Q1 ①測定 ②貸借 ③判断 ④敵 ⑤独身 ⑥出版 ⑦肥 ⑧三俵 ⑨貧富 ⑩弁解
Q2 どの漢字？
①比 ②能 ③示

P83 「脳力」を鍛える 5年漢字おさらいテスト
Q1 ①絶体絶命 ②一刀両断
Q2 ①⑥③因 ②③⑤似 ③②①状 ④②①独 ⑤②①布
Q3 ①夢 ②桜 ③解 ④溶 ⑤眼鏡 ⑥厚 ⑦暑 ⑧熱 ⑨異常 ⑩異状

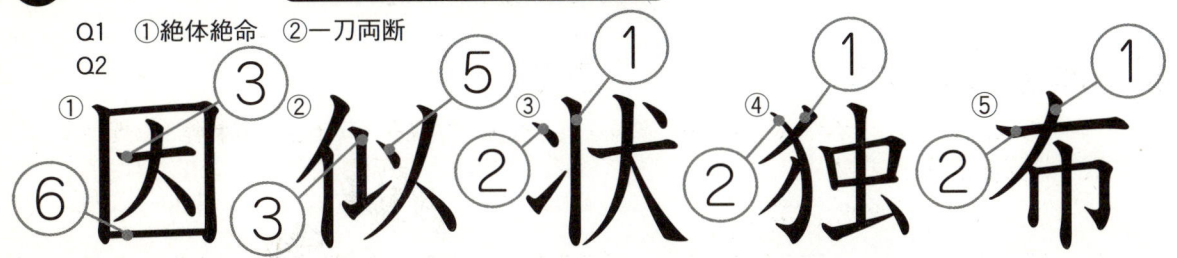

P85 6年生で習う漢字① 36日目

Q1 ①遺言 ②映画 ③延長 ④内閣 ⑤分割 ⑥株 ⑦看護 ⑧簡易 ⑨机上 ⑩発揮

Q2 ミニクロその6

① ■ヨコの1 干潮　■ヨコの2 支流　■タテの1 干支　■タテの3 潮流
② ■ヨコの1 秘蔵　■ヨコの2 密書　■タテの1 秘密　■タテの3 蔵書

P87 6年生で習う漢字② 37日目

Q1 ①疑心 ②呼吸 ③供 ④故郷 ⑤警署 ⑥劇的 ⑦激変 ⑧墓穴 ⑨権化 ⑩立憲

Q2 ミニクロその7

① ■ヨコの1 私欲　■ヨコの2 大望　■タテの1 私大　■タテの3 欲望
② ■ヨコの1 尊敬　■ヨコの2 厳重　■タテの1 尊厳　■タテの3 敬重

P89 6年生で習う漢字③ 38日目

Q1 ①資源 ②誤解 ③深刻 ④穀物 ⑤困難 ⑥砂糖 ⑦座談会 ⑧裁判官 ⑨策略 ⑩養蚕

Q2 どんな熟語？その3

①異存 ②皇后 ③降灰 ④若干

P91 6年生で習う漢字④ 39日目

Q1 ①至難 ②作詞 ③雑誌 ④射程 ⑤取捨 ⑥針葉樹 ⑦収拾 ⑧就職 ⑨大衆 ⑩縦横

Q2 どんな熟語？その4

①専従 ②善処 ③背筋 ④翌晩

P93 6年生で習う漢字⑤ 40日目

Q1 ①縮 ②熟練 ③将来 ④傷害 ⑤障害 ⑥蒸気 ⑦垂直 ⑧推理 ⑨全盛期 ⑩宣伝

Q2 変化する文字

除→防→訪→誠→城

P95 6年生で習う漢字⑥ 41日目

Q1 ①伝染病 ②演奏 ③同窓会 ④装置 ⑤臓器 ⑥探検隊 ⑦生誕 ⑧温暖 ⑨著名人 ⑩頂上

Q2 十字パズルその9

①骨 ②宝

P97 6年生で習う漢字⑦ 42日目

Q1 ①賃貸 ②発展 ③討論会 ④承認 ⑤収納 ⑥拝借 ⑦俳優 ⑧否決 ⑨批判 ⑩興奮

Q2 書き順パズルその5

①我 ②姿

P99 6年生で習う漢字⑧ 43日目

Q1 ①破片 ②補欠 ③亡者 ④棒 ⑤幕府 ⑥同盟国 ⑦郵政 ⑧乱暴者 ⑨表裏 ⑩自律

解答

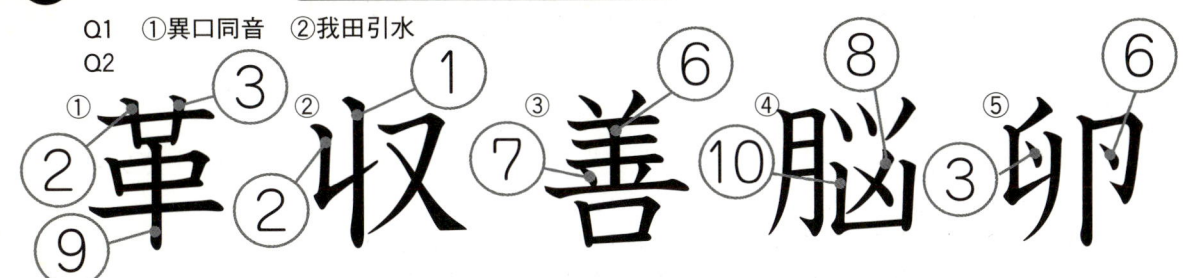

Q2 漢字部品パズル
①操 ②臨 ③担 ④覧 ⑤模

P101 「脳力」を鍛える 6年漢字おさらいテスト

Q1 ①異口同音 ②我田引水

Q2 革収善脳卵（①②③④⑤⑥⑦⑧⑨⑩の部品番号付き）

Q3 ①宝 ②俳句 ③呼吸 ④供 ⑤備 ⑥勤 ⑦務 ⑧努 ⑨砂糖 ⑩訪問

P4 あなたの脳機能がわかる！ 脳年齢チェックテスト①

Q1 前頭前野の働きを確認するテストです。
あなたが描いた絵は①～⑤の要素が入っていましたか？ ひとつの要素で10点となります。
【答え】 ①真ん中に気球があって人が乗っている ②向かって右上に太陽がある ③太陽の下に鳥が2羽いる ④向かって左上に雲が2つある ⑤雲の下に飛行機がある

Q2 側頭葉と後頭葉の働きを確認するテストです。
【答え】 1つ（上の列の真ん中の絵）

Q3 頭頂葉と後頭葉の働きを確認するテストです。
【答え】 2つ（右下と左上）

Q1 点	Q2 点
Q3 点	合計得点 点

P103 あなたの脳機能がわかる！ 脳年齢チェックテスト②

Q1 前頭前野の働きを確認するテストです。
あなたが描いた絵は①～⑤の要素が入っていましたか？ ひとつの要素で10点となります。
【答え】 ①真ん中に川がある ②向かって右上に山が2つある ③山の下にチョウが2匹いる ④チョウと川の間に花が3本ある ⑤向かって左に木が2本ある

Q2 側頭葉と後頭葉の働きを確認するテストです。
【答え】 1つ（上の列の左の絵）

Q3 頭頂葉と後頭葉の働きを確認するテストです。
【答え】 3つ（一番上と右上と左下）

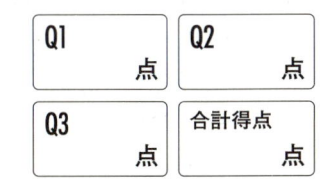

Q1 点	Q2 点
Q3 点	合計得点 点

Q1～3の合計得点で、現在のあなたの**脳年齢**がわかります。

76～100点 ～20代
脳はとても活発に働いています。でも、今の状態に安心しないで下さい。手で文字を書く習慣をつけて、元気な脳の状態を維持しましょう。

51～75点 30～40代
脳はまあまあ活発に働いています。しかし、脳の働きにムラがあるようですね。いつも活発に働くよう、手で文字を書く習慣をつけましょう。

26～50点 50～60代
脳がだいぶ疲れているようです。栄養と睡眠をとって、脳のトレーニングをすれば、今からでも脳はすぐに活性化しますよ。

0～25点 70～80代
脳の老化がかなり進んでいます。しかし、脳のトレーニングを毎日続ければ、次第に脳は活力を取り戻します。毎日文字を書くことが大切！

著者
川島隆太（かわしま　りゅうた）
1959年千葉県生まれ。東北大学医学部卒業後、同大学院医学研究科修了。スウェーデン王国カロリンスカ研究所客員研究員、東北大学加齢医学研究所助手、同専任講師を経て、現在、同大学未来科学技術共同研究センター教授。
著書に『決定版！　大人から子どもまで「脳力」を鍛える音読練習帳　日本の昔ばなし』『大人から子どもまで毎日つづける「脳力」日記帳』『最新版！大人から子どもまで「脳力」を鍛える音読練習帳　世界の名作童話』（いずれも宝島社）など多数ある。

編集	鈴木由香
パズル制作	ニコリ
イラスト	笹山敦子
デザイン	Be.To Bears・今井佳代
DTP	ローヤル企画

「脳力」を鍛える
大人の
漢字トレーニング

2005年11月4日　第1刷発行
2007年1月2日　第11刷発行
著者　　　川島隆太
発行人　　蓮見清一
発行所　　株式会社　宝島社
〒102-8388　東京都千代田区一番町25番地
電話　　営業　　03-3234-4621
　　　　編集　　03-3239-0069
郵便振替　00170-1-170829（株）宝島社
印刷・製本　図書印刷株式会社

落丁・乱丁本はお取り替えいたします。
2005　©2005 by Ryuta Kawashima
Printed and bound in Japan
ISBN4－7966－4940－9